新时代职业教育护理专业高水平实践教学系列教材

妇产科护理技能实训

□ 主编 徐晨 李颖 李玲

中国教育出版传媒集团
高等教育出版社·北京

内容简介

　　本书是新时代职业教育护理专业高水平实践教学系列教材之一。本书分为妇科病人护理技术、孕产妇护理技术、新生儿护理技术及计划生育技术护理配合4个模块。其中，模块一包括妇科手术前应用护理技术、妇科手术后应用护理技术、妇科疾病护理技术及妇科诊疗技术护理配合4个项目；模块二以妊娠分娩过程为引导，包括妊娠期护理技术、分娩期护理技术、产褥期护理技术3个项目；模块三包括新生儿喂养护理技术、新生儿皮肤护理技术、新生儿检查护理技术、新生儿治疗护理技术4个项目；模块四介绍常规计划生育技术配合护理操作。每项任务操作基于行动导向，按照优质护理和系统化整体护理要求的工作过程，由典型案例导入工作领域，贴近临床真实情境，图文并茂；同时，通过技能操作视频直观呈现护理操作程序和职业规范；采用自评、互评、师评、问题探究和问题测试，对学习效果进行全方位评价。

　　本书为新形态一体化教材，以纸质教材为载体，用二维码将数字化教学资源与教材进行有机融合。教学配套资源有PPT、视频、测试题、评价表、职业精神微课等。

　　本书可供高等职业教育和中等职业教育护理、助产等专业教学使用，也可作为临床护理工作人员的参考用书。

图书在版编目（CIP）数据

妇产科护理技能实训 / 徐晨，李颖，李玲主编. -- 北京：高等教育出版社，2024.6
ISBN 978-7-04-061473-2

Ⅰ.①妇⋯ Ⅱ.①徐⋯ ②李⋯ ③李⋯ Ⅲ.①妇产科学－护理学－高等职业教育－教材 Ⅳ.① R473.71

中国国家版本馆CIP数据核字（2023）第243596号

FUCHANKE HULI JINENG SHIXUN

策划编辑	夏　宇	责任编辑	夏　宇	封面设计	王　琰	版式设计	徐艳妮
责任绘图	杨伟露	责任校对	窦丽娜	责任印制	沈心怡		

出版发行	高等教育出版社	网　　址	http://www.hep.edu.cn
社　　址	北京市西城区德外大街4号		http://www.hep.com.cn
邮政编码	100120	网上订购	http://www.hepmall.com.cn
印　　刷	辽宁虎驰科技传媒有限公司		http://www.hepmall.com
开　　本	850mm×1168mm　1/16		http://www.hepmall.cn
印　　张	13.5		
字　　数	360千字	版　　次	2024年6月第1版
购书热线	010-58581118	印　　次	2024年6月第1次印刷
咨询电话	400-810-0598	定　　价	55.00元

本书如有缺页、倒页、脱页等质量问题，请到所购图书销售部门联系调换
版权所有　侵权必究
物　料　号　61473-00

新时代职业教育护理专业高水平实践教学系列教材编审委员会

主　　任：吴欣娟　中华护理学会、北京协和医院
副主任：薛　梅　天津医学高等专科学校
　　　　皮红英　中国人民解放军总医院
　　　　唐红梅　上海健康医学院
　　　　薄海欣　北京协和医院
委　　员：绳　宇　北京协和医学院
　　　　季诗明　中国医学科学院阜外医院
　　　　单伟颖　承德护理职业学院
　　　　才晓茹　沧州医学高等专科学校
　　　　张　慧　江苏医药职业学院
　　　　龙雨霏　昆明卫生职业学院
　　　　张雁平　金华职业技术学院
　　　　姜　娜　岳阳职业技术学院
　　　　赵胜忠　江苏卫生健康职业学院
　　　　石少婷　烟台卫生健康职业学院

《妇产科护理技能实训》编写人员

主　编　徐　晨　李　颖　李　玲
副主编　赵文忠　田小娟　杨　晶　张海丽
编　者　（以姓氏笔画为序）
　　　　王秋红（郑州卫生健康职业学院）
　　　　王惠芬（北京卫生职业学院）
　　　　田小娟（北京协和医院）
　　　　任延艳（泰山护理职业学院）
　　　　李　玲（滨州职业学院）
　　　　李　颖（北京协和医院）
　　　　杨　晶（宁波卫生职业技术学院）
　　　　杨丽萍（昆明卫生职业学院）
　　　　杨晓平（北京协和医院）
　　　　杨小玉（天津医学高等专科学校）
　　　　何可人（深圳职业技术大学）
　　　　张海丽（锡林郭勒职业学院）
　　　　张景春（滨州职业学院）
　　　　赵　梦（北京卫生职业学院）
　　　　赵文忠（郑州卫生健康职业学院）
　　　　徐　晨（深圳职业技术大学）
　　　　龚　雪（深圳职业技术大学）

序

在国家卫生健康事业的宏伟蓝图中，护理工作占据着举足轻重的地位，在维护和促进人民健康方面发挥着不可替代的作用。习近平总书记强调：要关心爱护广大护士，把加强护士队伍建设作为卫生健康事业发展重要的基础工作来抓。本系列教材的编写，正是基于这一时代背景，旨在培养具有专业素养和人文关怀的护理人才，为健康中国建设贡献力量。2024年，教育部将护理专业列入国家控制布点专业，体现了国家对护理教育的高度重视和战略布局。

教材是育人育才的重要载体，是教育教学中不可或缺的一环。近些年，在国家的大力支持和各界同道的不断努力下，我国护理专业教材规模显著扩大，质量明显提升，为稳定教学秩序、提高教学质量提供了坚实保障。新时代职业教育护理专业高水平实践教学系列教材，是在广泛深入的社会调研基础上，以行业需求和岗位要求为导向，按专业核心技术进行编写的。纵览全书，其主要特色和创新之处体现在以下四个方面：

一是立德树人，德技并修。系列教材以立德树人为根本任务，强调德技并修、德能并重，以临床真实案例为载体，结合岗位场景，按照护理程序，加入护患沟通交流，强化思政引领，将技术操作、人文关怀、职业精神深度融合。

二是岗课融合，实践导向。系列教材以护理工作程序为主线，将岗位新技术、执业新标准、护理新规范、大赛新要求有机融入，以问题为导向，层层探究，引导学生构建临床思维，提升分析、解决问题的能力。

三是纸数结合，创新教学。党的二十大报告提出"推进教育数字化"，推进护理教材的数字化建设是服务教育数字化战略、助力护理教育高质量发展的关键内容。系列教材以纸质为纲，数字协同，虚实结合，创新实训教材新形态，嵌入虚拟场景、情景模拟训练，引入智能辅教，配套数字互动平台，将教材、课堂、教学资源进行立体融合数字升级，实现实训教材的交互式学习和泛在式学习。

四是评价创新，促进改革。系列教材创新性地将学生反思自评引入实训过程性评价系统，弥补了既往教材评价环节的不足，有助于促进学习者评判性思维能力的养成。

该系列教材的出版，是响应国家教育方针、深化产教融合的重要举措，希望能够成为学校和企业推进产教深度融合的重要抓手。该系列教材融系统性、学术性、数字化为一体，将为我国职业教育和卫生健康事业高质量发展做出积极的贡献。

前 言

党的二十大报告提出,推进健康中国建设,把保障人民健康放在优先发展的战略位置。护理工作是卫生健康事业发展的重要组成部分,"以病人为中心"的整体护理模式对护理人员的素质、理论知识和技能提出了更新、更高的要求。在这种情况下,亟需开发与人才培养相适应的、融合了"新理念、新知识、新技术"的新形态一体化技能实训教材,以更好地满足现代社会和护理学发展的需要,保障人民对健康的需求。

本教材以党的二十大精神为指引,遵照全国职业教育大会和新职业教育法的要求,全面贯彻党的教育方针,以立德树人为根本任务,以职业能力培养为核心,强化医学知识与人文精神相融合,突出护理技能与临床思维并重,旨在培养德智体美劳全面发展,具有"敬佑生命、救死扶伤、甘于奉献、大爱无疆"医学精神的高素质护理专业人才。

本教材内容涵盖妇科护理、孕产妇护理、新生儿护理及计划生育技术护理配合等技术操作57项。通过临床案例导入任务,突出现代临床妇产科护理岗位的目标要求;按照护理程序的工作方法,结合真实临床场景案例及沟通说明,突出妇产科护理工作过程的实践性;通过职业精神视频,强化课程思政;采用自评、互评、师评、问题探究和在线测试,对学习效果进行全方位评价。

与本教材配套的"护理技能实训数字学习系统"以多媒体教学资源和网络技术为基础,将护理实训教材、实训任务大纲、实训学习资源、实训评估体系等融为一体,着眼于教学应用,贯穿课前、课中及课后实训。通过先学后教、自主学习的理念,改变教学中的师生关系,使学生成为教学的主体,教师转变为指导者和辅助者,实现教学观念的转变,提升课堂教学的质量和效率,为学生的主动学习和全面发展奠定坚实的基础;实现教学过程数字化转型及优质教育资源共享。学习者关注"医博教育"微信公众号,在教材书架选取相应的科目进行在线自主学习;线下技能实训任务完成后,点击"进入自评"开展在线测评;该系统还设有在线测试习题可供学习者日常自主复习。

本教材的特色与创新之处在于:一是德技融合,既注重实训操作流程,更注重人文关怀、职业素养及创新精神的有机融合,培养学生综合素质;二是岗课赛证融通,融入真实岗位工作内容、护士执业准入要求、技能大赛规程、职业技能等级证书制度,实施实践教学课程改革;三是纸数融合,以二维码技术为桥梁,将数字教学资源与纸质教材进行有机融合,实现线上线下混合的学习模式,推进教育数字化。本教材适用于高等、中等职业教育护理专业、助产专业等教学使用,也可供临床护理工作者及继续教育培训人员参考。

为加强产教融合,科教融汇的职业教育类型特色,本教材在广泛深入的临床调研基础上,以行业需求、岗位要求为导向,以专业教学标准为指导,由深圳职业技术大学、北京协和医院、滨州职业学院、郑州卫生健康职业学院、宁波卫生职业技术学院、锡林郭勒职业学院、北京卫生职业学院、泰山护理职业学院、昆明卫生职业学院等单位组成院校合作编写团队共同开发。

现代医学及护理技术在不断发展,书中难免存在疏漏,恳请各位读者给予批评指正,全体编者将不忘初心、牢记使命、谦虚谨慎,不断提高教材编写质量,力争使本教材日臻完善。

主 编

2024 年 3 月

目　录

模块一
妇科病人护理技术 1

 项目一　妇科手术前应用护理技术 2
  任务一　妇科备皮技术 3
  任务二　阴道灌洗技术 5
  任务三　阴道及宫颈局部上药技术 8
 项目二　妇科手术后应用护理技术 12
  任务一　会阴擦洗技术 13
  任务二　阴道引流管的护理技术 16
 项目三　妇科疾病护理技术 20
  任务一　盆底肌功能锻炼指导 20
  任务二　基础体温测定技术 24
  任务三　B超残余尿测量技术 26
  任务四　会阴湿热敷技术 29
  任务五　会阴红外线照射技术 33
  任务六　子宫托佩戴指导 36
 项目四　妇科诊疗技术护理配合 40
  任务一　妇科检查的护理 41
  任务二　诊断性刮宫术的护理配合 44
  任务三　输卵管通液术的护理配合 48
  任务四　经阴道后穹隆穿刺术的护理配合 51
  任务五　阴道镜检查的护理配合 54
  任务六　体外授精及胚胎移植的护理配合 56

模块二
孕产妇护理技术 61

 项目一　妊娠期护理技术 62
  任务一　宫高和腹围的测量 63
  任务二　四步触诊法 66
  任务三　骨盆外测量技术 70
  任务四　多普勒听胎心技术 73
  任务五　胎心电子监护技术 76

任务六　胎动计数方法 ·· 80
　　　任务七　产前运动指导 ·· 82
　　　任务八　会阴按摩 ·· 87
　项目二　分娩期护理技术 ·· 90
　　　任务一　阴道检查技术 ·· 91
　　　任务二　产前会阴清洁与消毒 ·· 94
　　　任务三　待产体位指导 ·· 97
　　　任务四　非药物分娩减痛技术 ·· 99
　　　任务五　铺产台 ··· 102
　　　任务六　接产技术 ··· 105
　　　任务七　胎盘娩出技术 ··· 108
　　　任务八　会阴切开缝合术 ··· 112
　　　任务九　按摩子宫法 ··· 116
　　　任务十　子宫颈检查技术 ··· 118
　项目三　产褥期护理技术 ··· 120
　　　任务一　产后外阴冲（擦）洗技术 ····································· 120
　　　任务二　会阴伤口拆线技术 ··· 123

模块三
新生儿护理技术 ··· 127

　项目一　新生儿喂养护理技术 ··· 128
　　　任务一　母婴皮肤早接触、早吸吮技术 ································· 129
　　　任务二　母乳喂养技术 ··· 131
　　　任务三　手挤奶技术 ··· 135
　　　任务四　人工喂养技术 ··· 138
　　　任务五　乳旁加奶技术 ··· 139
　　　任务六　配方奶配制技术 ··· 142
　项目二　新生儿皮肤护理技术 ··· 144
　　　任务一　新生儿脐部护理技术 ··· 145
　　　任务二　新生儿臀部护理技术 ··· 147
　　　任务三　新生儿沐浴（盆浴）技术 ····································· 149
　　　任务四　新生儿抚触技术 ··· 153
　项目三　新生儿检查护理技术 ··· 158
　　　任务一　新生儿体格测量技术 ··· 159
　　　任务二　新生儿体温测量技术 ··· 162
　　　任务三　新生儿血糖、胆红素测量技术 ································· 164
　　　任务四　新生儿足跟血采集技术 ······································· 168
　　　任务五　新生儿听力筛查技术 ··· 172
　项目四　新生儿治疗护理技术 ··· 176
　　　任务一　新生儿疫苗接种技术 ··· 176
　　　任务二　新生儿窒息复苏技术 ··· 181

模块四
计划生育技术护理配合 ·· 189

    任务一 人工流产负压吸引术的护理配合 ·· 190

    任务二 宫内节育器放置术的护理配合 ··· 194

    任务三 宫内节育器取出术的护理配合 ··· 197

参考文献 ·· 201

模块一

妇科病人护理技术

▶▶▶ 模块导航

- 妇科病人护理技术
  - 妇科手术前应用护理技术
    - 妇科备皮技术
    - 阴道灌洗技术
    - 阴道及宫颈局部上药技术
  - 妇科手术后应用护理技术
    - 会阴擦洗技术
    - 阴道引流管的护理技术
  - 妇科疾病护理技术
    - 盆底肌功能锻炼指导
    - 基础体温测定技术
    - B超残余尿测量技术
    - 会阴湿热敷技术
    - 会阴红外线照射技术
    - 子宫托佩戴指导
  - 妇科诊疗技术护理配合
    - 妇科检查的护理
    - 诊断性刮宫术的护理配合
    - 输卵管通液术的护理配合
    - 经阴道后穹隆穿刺术的护理配合
    - 阴道镜检查的护理配合
    - 体外授精及胚胎移植的护理配合

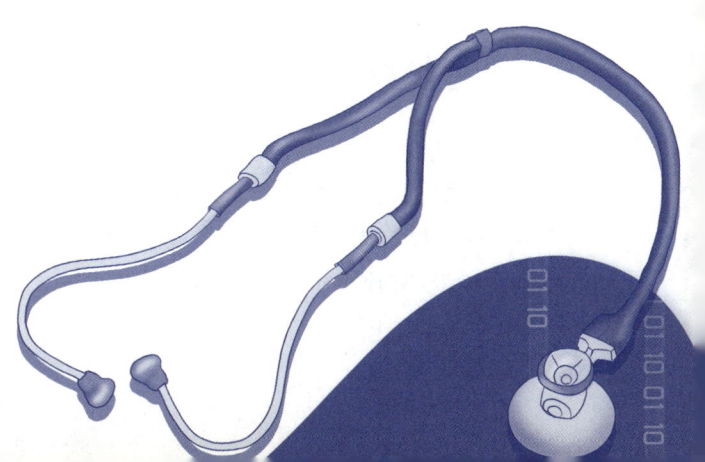

项目一
妇科手术前应用护理技术

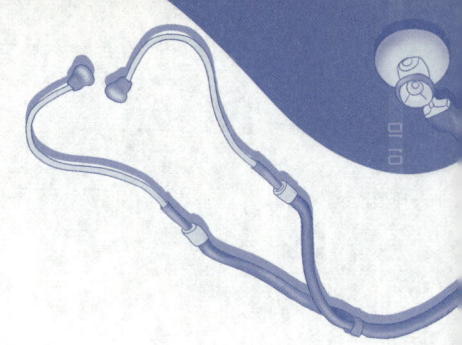

学习目标

知识目标：1. 掌握妇科备皮技术、阴道灌洗技术、阴道及宫颈局部上药技术的适应证。
2. 熟悉妇科备皮技术、阴道灌洗技术、阴道及宫颈局部上药技术的原则、目的及注意事项。
3. 了解妇科备皮技术、阴道灌洗技术、阴道及宫颈局部上药技术操作后评价标准及健康教育内容。

技能目标：1. 熟练掌握妇科备皮技术。
2. 熟练掌握阴道灌洗技术。
3. 熟练掌握阴道及宫颈局部上药技术。
4. 掌握不同类别药物阴道及宫颈的上药方法。

素养目标：1. 具有良好的礼仪规范、行为举止符合礼仪要求。
2. 具有良好的职业道德，坚持以病人为中心，维护病人根本利益。
3. 具有良好的护患沟通能力，与病人沟通融洽。
4. 具有较强的人文关怀理念，对病人关怀备至。
5. 重视心理健康和精神卫生。
6. 坚持运用辩证唯物主义，坚持实事求是，一切从实际出发。

临床案例

李某，女，51岁。12年前体检发现子宫肌瘤，未予以治疗，近期复查子宫肌瘤增大，出现尿频、尿急症状，咳嗽后有小便溢出。自本次发病以来，神志清、精神好、饮食、睡眠好，大便正常，体重、体力无明显变化。腹部检查：腹软，无压痛、反跳痛，肠鸣音3次/分；肝脾肋下、剑突下未及，麦氏点、双输尿管点无压痛。专科情况：子宫后位，如孕3个月大小，活动度可。B超示：子宫肌瘤多发，较大者位于左侧壁，大小约9.7 cm×6.7 cm×6.3 cm，边界尚清，明显外突，周边内部条状血流信号，为进一步治疗收入院。

任务分析

病人既往子宫肌瘤，本次复查子宫肌瘤增大明显，最大者约9.7 cm×6.7 cm×6.3 cm，符合手术指征。拟全身麻醉下行"开腹全子宫切除术+双侧附件切除术"，术前一日行术前准备：备皮、阴道灌洗、子宫颈上药。病人既往无妇科手术史，对术前准备内容感到陌生，十分担心手术风险及预后，在诊疗过程中应注意动作轻柔，耐心解释，给予心理支持。

任务一 妇科备皮技术

▶ **目的**

1. 去除手术区毛发和污垢,为手术时皮肤消毒做好准备。
2. 预防切口感染。

▶ **准备**

1. **护士准备** 衣帽整洁,七步洗手法洗手,戴口罩。
2. **病人准备** 向病人解释、取得配合;安置舒适体位。
3. **用物准备** 无菌罐、一次性垫巾、备皮刀、棉签、0.5% 碘伏消毒液、无菌手套、无菌纱布、无菌钳 1 把、消毒海绵 1 块(图 1-1-1)。
4. **环境准备** 室内空气清洁,光线明亮,温度适宜,采取适当遮挡。

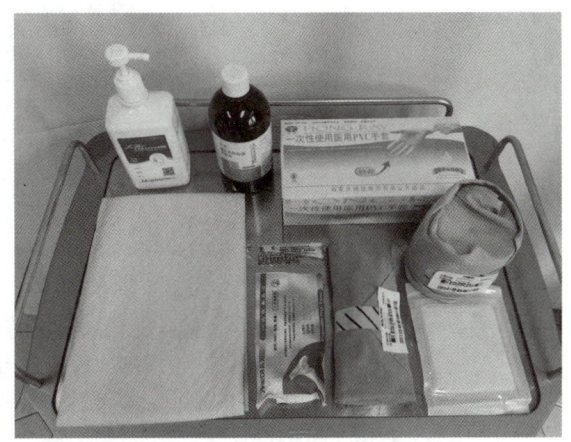

图 1-1-1 备皮物品准备

▶ **实施**

 妇科备皮技术操作视频

操作步骤见表 1-1-1。

表 1-1-1 妇科备皮技术

操作流程	操作步骤	沟通与说明
核对解释	• 核对床号、姓名、腕带,向病人或家属解释	您好,我是护士小×,请问您叫什么名字?(我叫×××)请让我核对您的腕带信息,您明天将要进行妇科手术,为预防切口感染,我现在需要给您进行妇科备皮,范围包括腹部、大腿上部、外阴部以及肚脐。请问您以上部位皮肤有破损或其他不舒服吗?(没有) 好的,我去准备用物,您稍等
准备用物	• 打开无菌罐,倒入适量 0.5% 碘伏消毒	
再次核对、安置体位	• 协助病人仰卧于检查床上,取膀胱截石位,臀下垫一次性垫巾	您是×××女士吧,现在我给您备皮。这样躺着舒服吗?(可以)

模块一 妇科病人护理技术

操作流程	操作步骤	沟通与说明
消毒	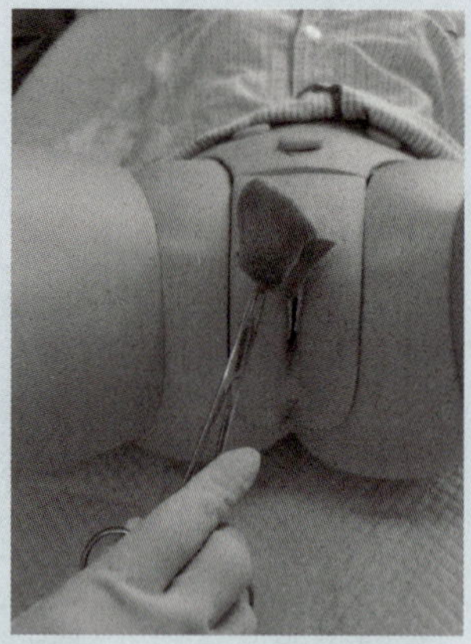 • 用冲洗钳夹取海绵块,蘸取 0.5% 碘伏消毒液涂擦备皮区域(图 1-1-2)	我现在给您消毒皮肤,如果有不舒服感,请您及时告诉我
	图 1-1-2　备皮区域消毒	
备皮	• 一手绷紧皮肤,一手持备皮刀,分区剃净毛发,先腹部后会阴部。使用备皮刀备时,备皮刀与皮肤保持 45°,与毛发生长方向顺行,不可逆行剃除,以免损伤毛囊(图 1-1-3)	我现在给您备皮,可能会有轻微疼痛,如果疼得厉害,请您及时告诉我
	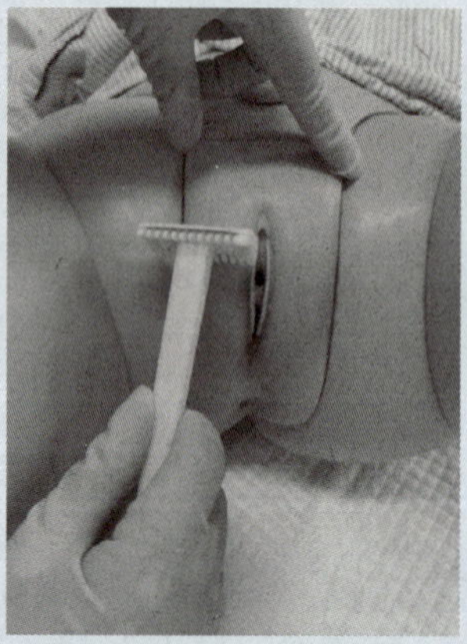 图 1-1-3　妇科备皮	
清洁肚脐	• 用棉签蘸 0.5% 碘伏消毒液清除脐部污垢,并用棉签蘸清水清洗干净(图 1-1-4) 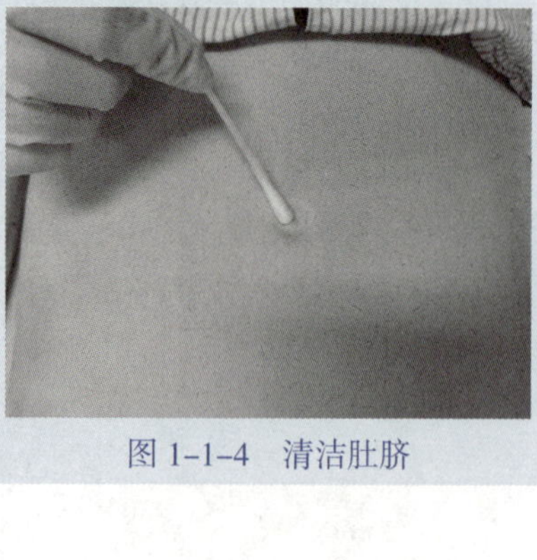	我现在给您清洁肚脐,如有不舒服请您告诉我
	图 1-1-4　清洁肚脐	

续表

操作流程	操作步骤	沟通与说明
宣教	• 备皮后清洁局部毛发,擦净皮肤,检查是否剃净,有无皮肤损伤	×××女士,备皮已经结束了,您有什么不舒服吗?(没有),之后有任何不舒服请及时通知我,我会尽快来处理的。您的手术时间是明天,今晚您可以正常沐浴,冲洗外阴。您还有需要帮助的吗?(没有了,谢谢)谢谢您的配合,您好好休息,有事请按呼叫器
整理记录	• 协助病人取合适体位 • 清理用物 • 记录	清理用物:① 一般病人,用物按医用垃圾分类处理:一次性臀垫放入医用黄色垃圾袋;止血钳、无菌罐一并送供应室进行消毒灭菌处理;络合碘放回原处;② 特殊感染病人用物处理:敷料焚烧处理,所有医用垃圾分类放置后再装入双层黄色垃圾袋内,外用 1 500~2 000 mg/L 含氯消毒剂喷雾消毒后放到医疗垃圾暂存间

▶ 任务评价

 妇科备皮技术评价表

▶ 问题探究

1. 妇科手术前备皮的目的是什么?

答:妇科手术前备皮的目的:

(1) 去除手术区毛发和污垢,为手术时皮肤消毒做好准备。

(2) 预防切口感染。

2. 妇科腹部手术的备皮注意事项有哪些?

答:注意事项包括:以顺毛、短刮的方式剃净阴毛,动作轻柔,注意勿损伤皮肤;腹腔镜手术要特别注意脐部的清洁,备皮完毕后用温水洗净、拭干。

 测试题

▶ 职业精神

 天使之美—护士的自我修养

任务二　阴道灌洗技术

▶ 目的

1. 促进阴道血液循环,减少阴道分泌物,达到治疗炎症的目的。

2. 妇科手术前行阴道灌洗以减少术中污染的机会。

模块一　妇科病人护理技术

▶ 准备

1. **护士准备** 衣帽整洁,七步洗手法洗手,戴口罩。
2. **病人准备** 向病人解释、取得配合;安置舒适体位。
3. **用物准备** 冲洗桶(含调节夹的橡皮管)、冲洗头、一次性垫巾、无菌罐、一次性阴道窥器、冲洗液(0.1%碘伏消毒液)、止血钳2把、消毒海绵2块、温度计(图1-1-5)。

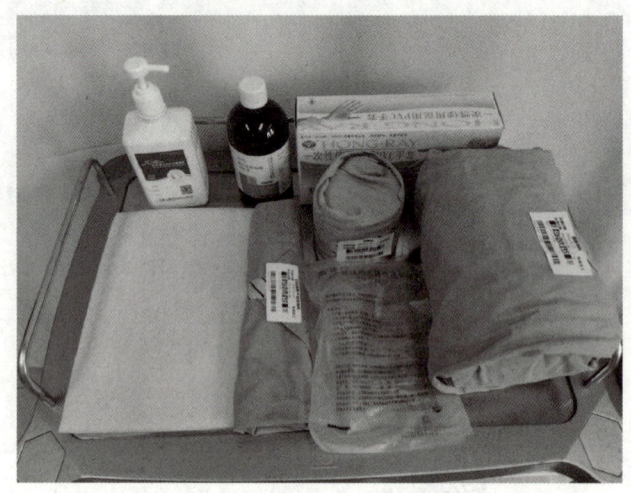

图1-1-5 阴道灌洗物品准备

4. **环境准备** 室内空气清洁,光线明亮,温度适宜,采取适当遮挡措施。

▶ 实施

 阴道灌洗技术操作视频

操作步骤见表1-1-2。

表1-1-2 阴道灌洗技术操作步骤

操作流程	操作步骤	沟通与说明
核对解释	• 核对床号、姓名、腕带,向病人或家属解释	您好,我是护士小×,请问您叫什么名字?(我叫×××)让我核对您的腕带信息,您明天将要进行妇科手术,为减少术中污染,我现在需要给您进行阴道灌洗,请问您有过性生活吗?(有)现在有阴道出血吗?(没有)。近1个月做过宫颈锥切术吗?(没有)我去准备用物,您稍等
准备用物	• 0.1%碘伏消毒液500~1 000 ml,水温41~43℃。将冲洗筒挂于冲洗架上,比床高60~70 cm	
再次核对、安置体位	• 协助病人卧于检查床上,取膀胱截石位,臀下垫一次性垫巾	您是×××女士吧,现在我给您阴道灌洗。这样躺着舒服吗?(可以)

续表

操作流程	操作步骤	沟通与说明
消毒	• 用止血钳夹海绵块蘸络合碘溶液擦拭外阴,由上至下、由内向外,再用另一止血钳夹海绵块蘸0.1%碘伏消毒液消毒阴道各壁(图1-1-6) 图1-1-6 阴道消毒	我现在给您擦拭外阴和阴道,擦拭阴道时会有轻微胀痛,如果疼得厉害,请您及时告诉我
灌洗	• 用阴道窥器扩张阴道,排去冲洗管内空气,在病人股内侧试试水温,先冲洗外阴部(冲洗头不接触外阴),再将冲洗头送进阴道深部,由内向外冲洗;待冲洗液剩约100 ml时,夹闭橡皮管;将阴道窥器轻轻下压,使阴道内残留液体流出;退出阴道窥器和冲洗头(图1-1-7) 图1-1-7 阴道冲洗	我现在给您冲洗阴道,首先我要放置阴道窥器,同样会有轻微胀痛,如果疼得厉害,请您及时告诉我 您感受下水温,有不舒服您就告诉我 我已将阴道窥器取出,阴道内还有残余冲洗液,您可以轻咳或者鼓肚子将其排出
宣教	• 灌洗完毕,协助病人坐起,擦干外阴 • 协助病人整理衣裤	×××女士,阴道灌洗已经结束了,您有什么不舒服吗?(没有)之后有任何不舒服请及时通知我,我会尽快来处理的。您的手术时间是明天,今晚您可以正常沐浴,冲洗外阴。您还有需要帮助的吗?(没有了,谢谢)谢谢您的配合,您好好休息,有事按呼叫器

续表

操作流程	操作步骤	沟通与说明
整理记录	• 协助病人取合适体位 • 清理用物 • 记录	清理用物：① 一般病人，用物按医用垃圾分类处理：一次性垫巾和阴道窥器放入医用黄色垃圾袋；冲洗桶（含调节夹的橡皮管）、冲洗头、止血钳、无菌罐一并送供应室进行消毒灭菌处理；碘伏消毒液放回原处；② 特殊感染病人用物处理：敷料焚烧处理，所有医用垃圾分类放置后再装入双层黄色垃圾袋内，外用 1 500~2 000 mg/L 含氯消毒剂喷雾消毒后放到医疗垃圾暂存间

▶ 任务评价

阴道灌洗技术评价表

▶ 问题探究

1. 阴道灌洗的禁忌证有哪些？为什么？

答：阴道灌洗的禁忌证包括：月经期、产后或人工流产术后子宫颈未闭或阴道出血，以上情形会造成盆腔感染。

2. 妇科手术前为患者行灌洗时，常用的灌洗液有哪些？

答：常用灌洗液包括：1∶5 000 的高锰酸钾溶液，0.01% 碘伏消毒液，1∶1 000 苯扎溴铵（新洁尔灭）溶液。

测试题

▶ 职业精神

玫瑰天使，守护生命的尊严

任务三 阴道及宫颈局部上药技术

▶ 目的

1. 用于各种阴道炎、子宫颈炎或术后阴道残端炎症的治疗。
2. 经腹全子宫切除术前做标记。

▶ 准备

1. **护士准备** 衣帽整洁，戴无菌口罩，七步洗手法洗手。
2. **病人准备** 向病人解释、取得配合；取舒适体位。
3. **用物准备** 冲洗筒（含调节夹的橡皮管）、冲洗头、一次性垫巾、弯盘、一次性阴道窥器、0.1% 碘伏消毒液）、止血钳 2 把、消毒海绵 2 块、温度计及消毒长棉签、一次性手套 1 副、遵医嘱用药物（图 1-1-8）。

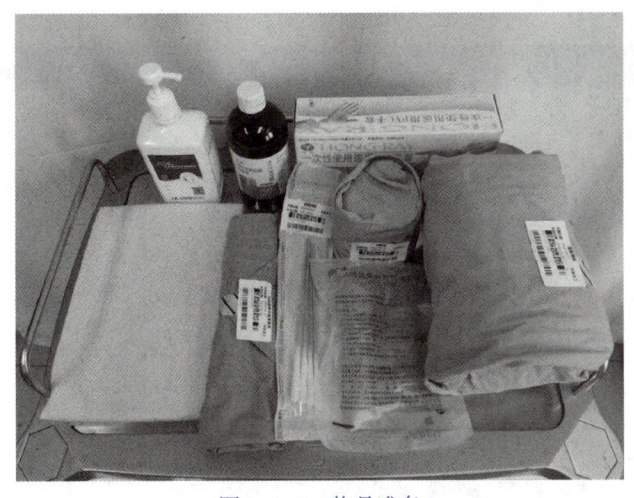

图 1-1-8 物品准备

4. 环境准备 室内空气清洁,光线明亮,温度适宜,采取适当遮挡。

实施

 阴道及宫颈局部上药技术
操作视频

操作步骤见表 1-1-3。

表 1-1-3 阴道及宫颈局部上药技术

操作流程	操作步骤	沟通与说明
核对解释	• 核对床号、姓名、腕带,向病人或家属解释	您好,我是护士小×,请问您叫什么名字?(我叫×××)让我核对您的腕带信息,您明天将要进行妇科手术,我需要给您宫颈部涂药,请问您有过性生活吗?(有)现在有阴道出血吗?(没有)我去准备用物,您稍等
准备用物	• 0.1% 碘伏消毒液 500~1 000 ml,水温 41~43℃。将冲洗筒挂于冲洗架上,比床高 60~70 cm。遵医嘱准备药物	
再次核对、安置体位	• 协助病人卧于检查床上,取膀胱截石位,臀下垫一次性垫巾	您是×××女士吧,现在我给您进行宫颈上药。这样躺着舒服吗?(可以)
阴道灌洗	• 上药前先进行阴道灌洗(本部分内容详见阴道灌洗操作)	
暴露宫颈、阴道上药	• 子宫颈上药:用窥器扩张阴道,充分暴露阴道及子宫颈;用消毒长棉签擦去阴道内残存冲洗液及分泌物。用长棉签蘸取药液,均匀擦抹于子宫颈或阴道病变处(经腹全子宫切除术前做标记,用长棉签蘸取甲紫溶液后均匀涂擦在子宫颈、阴道后穹隆处)。喷雾器上药:可用喷雾器喷射,使药物粉末均匀散布于炎性组织表面。阴道后穹隆塞药:可指导病人自行放置,临睡前洗净双手或戴指套,用一只手示指将药物向阴道后壁推进至示指完全伸入为止,宜睡前用药(图 1-1-9)	我现在给用棉签给您子宫颈涂药,首先我要放置阴道窥器,同样会有轻微胀痛,如果疼得厉害,请您及时告诉我 我已将阴道窥器取出,阴道内还有残余冲洗液,您可以轻咳或者鼓肚子将其排出

续表

操作流程	操作步骤	沟通与说明
暴露宫颈、阴道上药	 图 1-1-9 阴道及子宫颈上药	
宣教	• 上药完毕,取下窥器;协助病人坐起,整理衣裤	×××女士,子宫颈上药已经结束了,您有什么不舒服吗?(没有)之后有任何不舒服请及时通知我,我会尽快来处理的。您的手术时间是明天,今晚您可以正常沐浴,冲洗外阴。您还有需要帮助的吗?(没有了,谢谢)谢谢您的配合,您好好休息,有事按呼叫器
整理记录	• 协助病人取合适体位 • 清理用物 • 记录	清理用物:① 一般病人,用物按医用垃圾分类处理:一次性垫巾和阴道窥器放入医用黄色垃圾袋;冲洗桶(含调节夹的橡皮管)、冲洗头、止血钳、无菌罐一并送供应室进行消毒灭菌处理,碘伏消毒液放回原处;② 特殊感染病人用物处理:敷料焚烧处理,所有医用垃圾分类放置后再装入双层黄色垃圾袋内,外用 1 500~2 000 mg/L 含氯消毒剂喷雾消毒后放到医疗垃圾暂存间

▶ 任务评价

阴道及宫颈局部上药技术评价表

▶ 问题探究

阴道及子宫颈局部上药技术的护理要点有哪些?

答:(1) 应用腐蚀性药物时,要注意保护好阴道壁及正常的组织,上药时将纱布及干棉球垫于阴道后壁及阴道后穹隆,以免药液下流灼伤正常组织。药液涂好后用干棉球吸干,并如数取出所垫纱布及或棉球。

(2) 应用非腐蚀性药物时,应转动阴道窥器,使阴道四壁均能涂布药物。
(3) 阴道栓剂应于晚上或休息时上药,以免起床后脱出,影响治疗效果。
(4) 经期或子宫出血者停止阴道上药,以免引起逆行感染。

测试题

(5) 嘱病人用药期间禁止性生活。

(6) 子宫颈棉球上药者,放药完毕嘱病人按时取出阴道内的棉球。

(7) 无性生活女性上药时不用阴道窥器,用长棉棍涂药。棉棍上的棉花必须捻紧,涂药时按同一方向转动,防止棉花落入阴道难以取出。

▶ **职业精神**

 铭记历史,致敬英雄

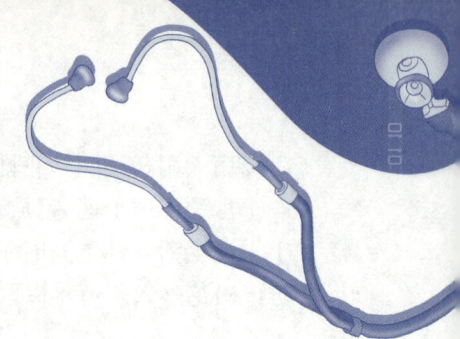

项目二
妇科手术后应用护理技术

学习目标

知识目标：1. 熟记会阴擦洗的目的、顺序、护理要点、注意事项。
　　　　　2. 熟记放置阴道引流管术后观察内容、护理措施、注意事项。
技能目标：1. 熟练掌握会阴擦洗技术。
　　　　　2. 熟练掌握阴道引流袋更换技术。
　　　　　3. 熟练掌握阴道引流管固定技术。
素养目标：1. 具有良好的礼仪规范、行为举止符合礼仪要求。
　　　　　2. 具有良好的职业道德，坚持以病人为中心，维护病人根本利益。
　　　　　3. 具有良好的护患沟通能力，与病人沟通融洽。
　　　　　4. 具有较强的人文关怀理念，对病人关怀备至。
　　　　　5. 重视心理健康和精神卫生。
　　　　　6. 坚持辩证唯物主义，坚持实事求是，一切从实际出发。
　　　　　7. 坚持问题导向，不断提出真正解决问题的新理念、新思路、新办法。

临床案例

赵某，女，58岁。自然绝经，无阴道流血流液。因"发现子宫肌瘤22年，盆腔包块7年，阵发性右下腹痛3个月"而入院。查体：一般状态良好，心肺无异常，腹软，无压痛、反跳痛及肌紧张，未触及异常包块，双下肢活动自如，无水肿。妇科检查：外阴发育正常，阴道畅，子宫颈光，宫体正常大小，右侧可触及囊性增厚；三合诊：未触及触痛结节。为进一步治疗入院。昨日在全身麻醉下行腹腔镜全子宫双附件切除术+盆腔粘连松解术，术后留置阴道引流管一根。手术顺利，术后安全返回病房。

任务分析

1. 病人"发现子宫肌瘤22年，盆腔包块7年，阵发性右下腹痛3个月"，昨日在全身麻醉下行腹腔镜全子宫双附件切除术+盆腔粘连松解术，为及时发现病人腹腔内出血，术后留置阴道引流管一根。护士要观察引流的情况，对引流管进行护理，并进行会阴擦洗。

2. 病人十分担心管路影响术后活动，不敢下床活动，十分想知道什么时候能拔除引流管，不了解留置管路期间需注意的事项，在诊疗过程中，给予适当的护理宣教，减轻病人焦虑。

任务一　会阴擦洗技术

▶ 目的

1. 保持会阴及肛门部清洁,去除异味,促进舒适。
2. 防止生殖系统及泌尿系统的逆行感染。
3. 促进会阴伤口的愈合。

▶ 准备

1. **护士准备**　衣帽整洁,七步洗手法洗手,戴口罩。

2. **病人准备**　告知向病人会阴擦洗的目的和方法、取得配合;排空膀胱后脱下一条裤腿,取膀胱截石位、暴露外阴。

3. **用物准备**　一次性垫巾或橡胶单1块、治疗巾1块、会阴擦洗盘(盘内放置消毒弯盘2只、无菌镊子或消毒止血钳2把、无菌干棉球若干、无菌干纱布2块)、擦洗液(如0.5%碘伏消毒液、1:5 000高锰酸钾溶液或1:1 000苯扎溴氨溶液),手消毒液,一次性手套1副(图1-2-1)。

4. **环境准备**　病室多余人员回避,拉上床旁隔帘,注意保护病人隐私和保暖。

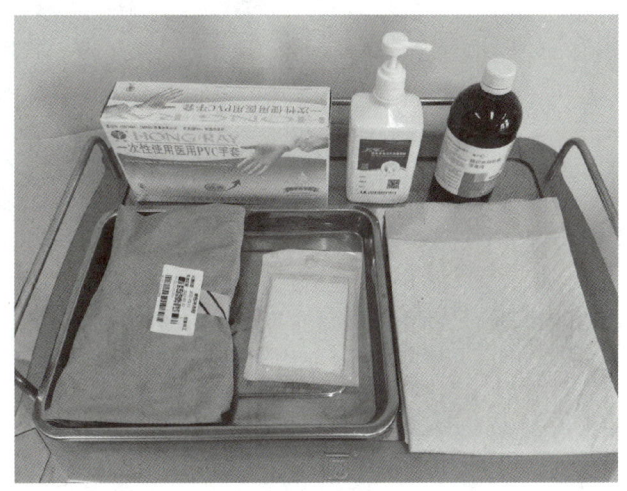

图1-2-1　物品准备

▶ 实施

 会阴擦洗技术操作视频

操作步骤见表1-2-1。

表1-2-1　会阴擦洗技术操作步骤

操作流程	操作步骤	沟通与说明
核对解释、评估病人	• 核对床号、姓名、腕带,向病人或家属解释,取得配合,评估病人	您好,我是护士小王,请问您叫什么名字?(我叫×××)请让我核对您的腕带信息,您现在感觉怎么样?您现在是术后第1天,为了保持您会阴部清洁、预防感染,今天需要给您进行会阴部擦洗、消毒,我先检查一下您阴道引流管和尿管的情况。(会阴部少量血性分泌物,尿管及阴道引流管通畅、固定妥当,阴道引流液呈血性,量约40 ml)。请您稍等,我去准备一下用物

模块一　妇科病人护理技术

续表

操作流程	操作步骤	沟通与说明
再次核对、安置体位	• 遮挡病人,协助病人脱对侧裤腿,盖于近侧腿上,对侧盖被保暖 • 嘱病人仰卧,双腿屈曲、外展充分暴露外阴,置一次性垫巾于病人臀下,妥善固定引流管、尿管 • 戴手套,将弯盘置于床尾以放置脏棉球(图1-2-2) 图1-2-2 安置体位	请问您是×××女士吗?(是的)现在我给您进行会阴擦洗,请您仰卧,先脱下一条裤腿,双腿屈曲,外展暴露外阴。请轻抬臀部,注意不要牵拉引流管和尿管,给您垫好一次性垫巾。这样躺着舒服吗?(可以)可以开始擦洗了吗?(可以)
第1遍擦洗	• 将干棉球放入消毒弯盘中,倒入适量消毒液,用一把镊子或消毒止血钳取消毒棉球,用另一把镊子或消毒止血钳夹住棉球进行擦洗,注意棉球不宜过干或过湿。一般擦洗3遍 • 第1遍擦洗顺序为自耻骨联合一直向下擦至臀部,先擦净一侧后换棉球同样擦净对侧,再用另一棉球自阴阜向下擦净中间。自上而下、自外向内,初步擦净会阴部分泌物、血迹和污垢等(图1-2-3) 图1-2-3 擦洗会阴	擦洗伤口时可能会有些疼痛,我会尽量动作轻柔,您稍微忍忍,马上就好。如果疼得厉害,请告诉我
第2遍擦洗	• 第2遍顺序为自内向外(有伤口时以伤口为中心向外擦洗),最后擦洗肛门 • 另取棉球擦洗尿道口及尿管周围,同时应注意导尿管是否通畅,避免打结或脱落(图1-2-4)	

续表

操作流程	操作步骤	沟通与说明
第2遍擦洗	 图 1-2-4　擦洗肛门	
第3遍擦洗	• 第3遍顺序同第2遍。必要时可根据病人的情况增加擦洗的次数。最后用干纱布擦干外阴	
整理记录	• 撤去一次性垫巾，协助病人整理衣裤及床铺，固定好引流管及尿管 • 清理用物 • 洗手，记录	×××女士，擦洗结束了，您感觉怎么样，伤口疼吗？（可以忍受）请您及时更换卫生巾，保持会阴部清洁干燥，并注意观察分泌物的量和颜色。如果阴道引流短时间内出血超过月经量或分泌物较多，请及时通知我，我会尽快来处理的。在引流管和尿管拔除之前每天都需要进行会阴擦洗。会阴擦洗一般一天2次，排便后或分泌物较多时也需要进行会阴擦洗。还有什么需要帮助的吗？（没有了，谢谢）谢谢您的配合，您好好休息，有事按呼叫器。 整理用物：撤去弯盘及一次性垫巾，置于诊疗车下层污物桶内

▶ **任务评价**

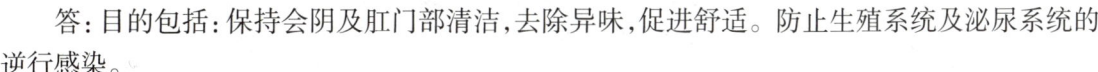
会阴擦洗技术评价表

▶ **问题探究**

1. 会阴擦洗的目的是什么？操作要点有哪些？

答：目的包括：保持会阴及肛门部清洁，去除异味，促进舒适。防止生殖系统及泌尿系统的逆行感染。

测试题

操作要点包括：① 擦洗顺序正确，动作轻柔。擦洗时应注意观察会阴部及会阴伤口周围有无红肿、分泌物及其性质和伤口愈合情况，发现异常及时记录并报告医生；② 擦洗前后均应洗净双手，注意无菌操作。最后擦洗已经存在伤口感染的病人，避免交叉感染；③ 擦洗溶液温度适中，注意保护病人隐私。

2. 会阴擦洗与会阴冲洗有哪些异同点？

答：① 会阴冲洗用物准备在会阴擦洗的基础上增加冲洗壶和便盆，冲洗时将便盆置于一次性垫巾上,用无菌干棉球堵住阴道口,用镊子或消毒止血钳夹住消毒棉球,一边冲洗一边擦洗;② 会阴冲洗顺序与会阴擦洗顺序相同。

▶ **职业精神**

臻于技能,匠心暖护

任务二 阴道引流管的护理技术

▶ **目的**

1. 观察阴道引流液的颜色、量及性质,及时发现术后出血。
2. 更换阴道引流袋,并妥善固定引流管,预防非计划拔管。
3. 保持引流管通畅,避免逆行感染。

▶ **准备**

1. **护士准备** 衣帽整洁,七步洗手法洗手,戴口罩。
2. **病人准备** 向病人解释,取得配合;安置舒适体位。
3. **环境准备** 室内空气清洁,光线明亮,温度适宜,适当遮挡。
4. **用物准备** 无菌治疗盘(内备0.5%碘伏消毒液1瓶、无菌棉签1包)、一次性引流袋1个、无菌治疗巾1块、无菌手套1副、无菌敷料(直径>10 cm)1块、量杯、止血钳、手消毒液、引流管标签纸1张(图1-2-5)。

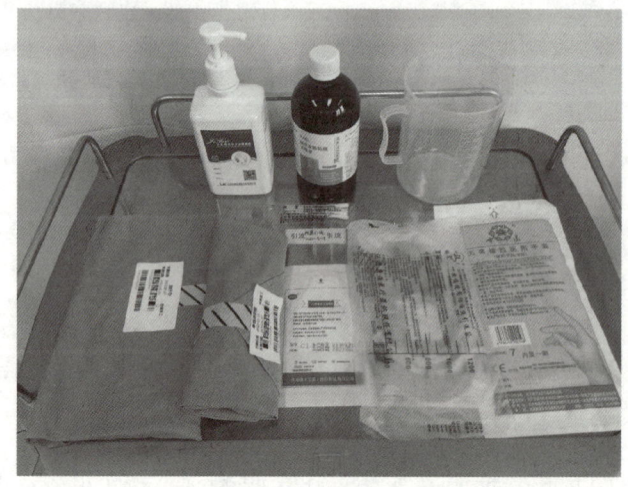

图1-2-5 用物准备

▶ **实施**

阴道引流管的护理技术
操作视频

操作步骤见表1-2-2。

表 1-2-2　阴道引流管的护理技术操作步骤

操作流程	操作步骤	沟通与说明
核对解释	• 核对床号、姓名、腕带,向病人或家属解释	您好,我是护士小××,请问您叫什么名字?(我叫×××)让我核对您的腕带信息,您现在感觉怎么样?您昨天做的手术,今天为了预防感染,防止引流管脱落,我需要为您更换引流袋并将引流管固定在您的大腿内侧,请您配合,我去准备一下用物,请您稍等
再次核对、安置体位	• 协助病人安置平卧位,双腿屈曲外展,充分暴露阴道引流管,将被子遮盖于对侧大腿	您是×××女士吧,现在我给您更换引流袋,并且固定引流管,请您将双腿分开、屈曲,尽量外展。(好的)
铺治疗巾、去除敷料	• 铺治疗巾于病人双腿之间,将引流管放置于治疗巾上 • 去除一次性引流袋及无菌敷料的外包装,放置于治疗巾上	
观察引流量及性状、更换引流袋	• 戴手套,止血钳夹住引流管尾端上3 cm处(图1-2-6),自接口处断开引流管和引流袋,将引流液放入量杯,观察颜色、量及性质 图 1-2-6　钳夹引流管 • 无菌棉签蘸碘伏环形消毒引流管与引流袋的衔接处,消毒面积≥2 cm • 连接一次性引流袋,松开止血钳并挤压引流管,观察是否通畅	您好,我现在为您更换引流袋,您的引流量是10 ml,颜色是血水样,这种情况是正常范围
固定引流管	• 将引流管摆放在大腿内侧,预留足够的活动长度,将无菌敷料按高举平台法妥善固定引流管(图1-2-7) 图 1-2-7　高举平台法固定引流管	我现在要检查一下引流管固定的位置是否合适,请您将双腿收拢后再分开屈曲

续表

操作流程	操作步骤	沟通与说明
整理记录	• 引流管标签纸上记录更换引流袋的时间，标注引流名称，并粘贴于引流袋上 • 协助病人穿好裤子，取半坐体位 • 清理用物 • 洗手、记录	现在我帮您穿好裤子，请您先穿粘贴引流管这一侧的裤腿，再穿另一侧
宣教	• 卧床、站立、行走时注意妥善固定导管，防止其打折、扭曲、滑脱 • 活动时，引流管的位置低于引流部位（图1-2-8），避免引流液反流引起逆行感染 • 拔除引流管的指征  图1-2-8 宣教引流管悬挂位置	您的引流袋更换完毕，引流管已妥善固定，您可以正常下床活动，引流袋悬挂于低于引流管出口的位置，例如上衣角处，以管路既不拖拽于地上又不高于引流管出口的位置就可以。引流管避免弯折、扭曲，影响引流液的流出。卧床休息时，尽量采取半坐卧位，有利于引流液的流出。术后下床活动后，如每日引流液少于20 ml，且体温正常，即可拔管

任务评价

阴道引流管的护理技术评价表

问题探究

1. 如何通过引流液评价术后病人是否有腹腔内出血？

答：引流液为浓稠血性，量大于100 ml/h，提示有活跃的腹腔内出血，通常有开腹止血或血管栓塞止血指征。

测试题

2. 病人放置阴道引流管的注意事项有哪些？

答：保持引流袋位置低于引流部位，引流袋每日更换1次。保持引流管通畅，定时挤压，避免弯折、扭曲；妥善固定、防止滑脱。阴道引流管留置期间每日行会阴擦洗。留置阴道引流管的病人应取半坐卧位，利用重力作用促进引流液的流出。

3. 如何评价阴道引流管的拔管指征？

答：病人术后下床活动后，如每日引流液少于20 ml，且体温正常，即可拔管。

▶ 职业精神

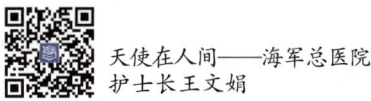
天使在人间——海军总医院护士长王文娟

项目三
妇科疾病护理技术

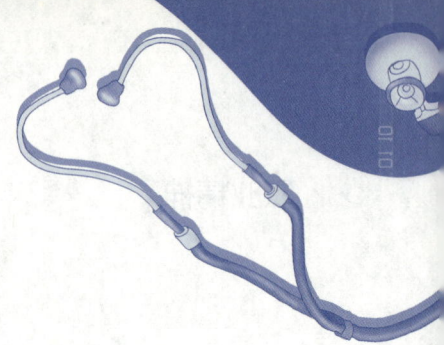

学习目标

知识目标： 1. 掌握基础体温测量的目的以及健康宣教要点。
2. 掌握盆底肌功能锻炼的目的与意义、适应证与禁忌证以及正确方法。
3. 掌握基础体温曲线的意义。
4. 掌握残余尿合格标准以及不合格处理方法。
5. 掌握会阴湿热敷常用的溶液、会阴湿热敷、红外线照射治疗的目的、注意事项以及常见并发症的预防与处理。
6. 掌握不同功率的红外线仪照射治疗的适宜距离。
7. 掌握子宫托放置的目的、注意事项、适应证、禁忌证、随访时间和随访内容以及放置成功的标准。

技能目标： 1. 熟练掌握盆底肌功能锻炼指导方法。
2. 熟练掌握 B 超残余尿测量技术的操作流程。
3. 熟练掌握基础体温测定技术与方法。
4. 熟练掌握会阴湿热敷技术、会阴红外线照射技术。
5. 熟练掌握子宫托放置与取出的方法。

素养目标： 1. 具有良好的礼仪规范、行为举止符合礼仪要求。
2. 具有良好的职业道德，坚持以病人为中心，维护病人根本利益。
3. 具有良好的护患沟通能力，与病人沟通融洽。
4. 具有较强的人文关怀理念，对病人关怀备至。
5. 重视心理健康和精神卫生。
6. 坚持辩证唯物主义，坚持实事求是，一切从实际出发。
7. 坚持问题导向，不断提出真正解决问题的新理念、新思路、新办法。

任务一　盆底肌功能锻炼指导

▶ 临床案例

刘某，女，27 岁。2021 年 12 月 29 日经阴道自然分娩一活婴，体重 3 500 g，今日进行产后 42 天常规复查。病人自述产后出现过尿失禁，未出现盆腔坠胀、生殖道不适等症状。查体：盆腔器官脱垂定量分期(POP-Q 评分)结果为 −2.5,−2.5,−5,5,3,8,−3,−3,−8,手测盆底肌肌力 3 级,1 小时尿垫实验结果为 1 g。为病人进行问卷评估,盆底障碍影响简易问卷(PFIQ-7)得分 0 分,盆底功能障碍问卷(PFDI-20)得分 6.25 分,膀胱过度活动症评分(OABSS)1 分,盆腔脏器脱垂/尿失禁性功能问卷(PISQ-12)得分 1 分。

▶ 任务分析

1. 护士能评估病人盆底肌功能情况。
2. 为病人提供盆底肌功能锻炼指导。

▶ 目的

1. 帮助病人掌握正确的盆底肌功能锻炼方法。
2. 提高病人盆底核心肌群肌力,预防或治疗盆底功能障碍性疾病。

▶ 准备

1. **护士准备**　衣帽整洁,七步洗手法洗手,戴口罩。
2. **病人准备**　向病人解释,取得配合,安置舒适体位。
3. **用物准备**　一次性垫巾 1 包、一次性手套 1 副、纸巾(图 1-3-1)。
4. **环境准备**　室内空气清洁,光线明亮,温度适宜,遮挡病人。

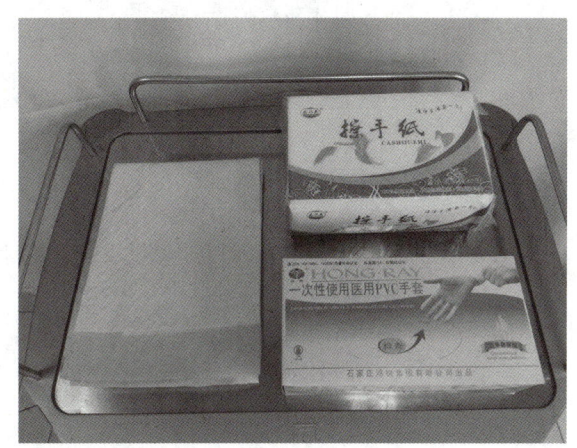

图 1-3-1　物品准备

▶ 实施

盆底肌功能锻炼指导
操作视频

操作步骤见表 1-3-1。

表 1-3-1　盆底肌功能锻炼操作步骤

操作流程	操作步骤	沟通与说明
核对解释	• 核对病人姓名,评估病人病情,取得病人配合	您好,我是护士小×,请问您叫什么名字?(我叫×××),因为您现在出现了产后压力性尿失禁的情况,为了帮助您改善盆底肌肉松弛,改善尿失禁的情况,现在需要指导您进行盆底肌功能锻炼,我去准备用物,您稍等

模块一　妇科病人护理技术

操作流程	操作步骤	沟通与说明
再次核对、安置体位	• 臀下置一次性垫巾,脱右侧裤腿,帮助病人安置舒适的卧位,双腿屈膝外转,保护病人隐私,注意保暖(图1-3-2) 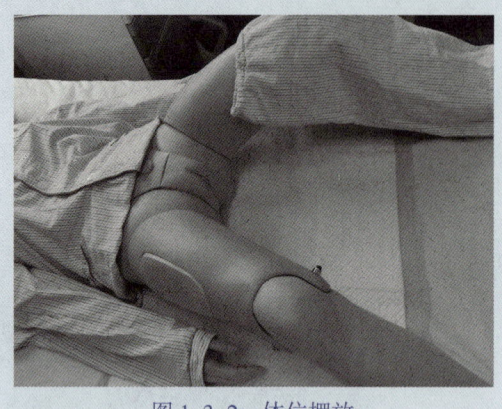 图1-3-2 体位摆放	您是×××女士吧,现在我给您指导一下盆底肌功能锻炼。这个姿势舒服吗?(可以)
指导并判断收缩方法是否正确	• 戴一次性手套,协助病人找到盆底肌位置,用口令指导病人收缩阴道(肛门) • 将一根手指放入阴道口感觉收缩情形,手指感觉收紧或放松,并评估病人盆底肌力情况(图1-3-3) 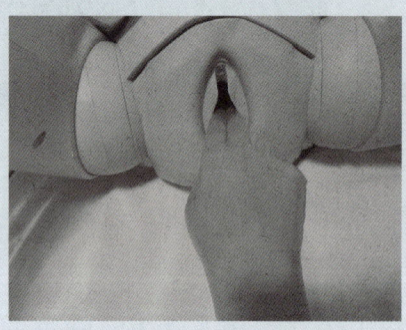 图1-3-3 手测肌力	我需要把手指轻轻放在您的阴道内,让您感受盆底肌的位置,不疼,不要害怕; 请您跟随我的口令收缩及夹紧肛门与阴道口,收缩同时,保持正常呼吸即可(收紧时不屏气),我看一下您的盆底肌肉力量
说明锻炼频率及持续时间	• 向病人说明盆底肌功能锻炼的方法及频率(图1-3-4) 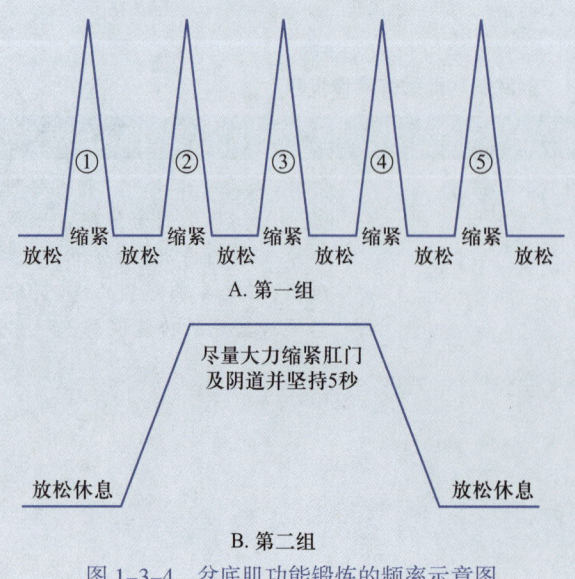 图1-3-4 盆底肌功能锻炼的频率示意图	您需要回家进行盆底肌锻炼:一次完整的盆底肌功能锻炼包括两组动作,首先请您保持放松状态,然后2秒一次快速收缩盆底肌肉5次后休息10秒,再进行第二组动作。第二组动作需要您首先保持放松状态,然后开始逐渐用力收紧盆底肌肉达到顶峰,持续时间不少于5秒,做一个休息5秒。两组动作交替进行,一次锻炼10分钟,一天3次

续表

操作流程	操作步骤	沟通与说明
健康宣教	• 向病人强调进行盆底肌功能锻炼的过程中应尤其注意收缩方法的正确及坚持的重要性	还有几点注意事项需要跟您强调。首先正确的收缩方法比保持有力的收缩更为重要,您在进行盆底肌肉锻炼时,一定要避免收缩臀部和腹部的肌肉,而专注于训练阴道、肛门周围的肌肉力量,锻炼时可将手放在腹部,若腹部无明显的起伏、震动,您的收缩运动就做正确了。其次,肌肉的锻炼是个长期的过程,用进废退,请您长期坚持锻炼。最后,盆底肌锻炼一定要以不疲劳、轻松舒适为原则,请您不要随意加大训练强度。×××女士,盆底肌锻炼的方法已经交给您了,请您按照以上方法坚持锻炼。还有什么需要帮助的吗?(没有了,谢谢)
整理记录	• 清理用物 • 洗手,记录	

▶ 任务评价

盆底肌功能锻炼指导评价表

▶ 问题探究

1. 盆底肌的功能有哪些?盆底肌功能锻炼的目的是什么?

答:盆底肌的功能包括:① 控制排尿;② 控制排便;③ 托起盆腔器官,维持各器官正常位置;④ 维持阴道紧缩度,增进性快感;⑤ 维持躯体内核心稳定。

盆底肌功能锻炼的目的:提高盆底核心肌群肌力,改善盆底肌松弛,进而改善盆底功能障碍性疾病(尿失禁、盆腔脏器脱垂、性功能障碍等)发生情况。

2. 如何进行手测盆底肌肌力?如何对其进行分级?

答:操作者左手掌轻压病人腹部,右手中指及食指缓慢进入被检测者阴道,手指与阴道肌肉接触,根据阴道肌肉的舒缩状况评估盆底肌力的分级,嘱被检测者保持身体放松,用口令指导病人收缩阴道(及肛门),以收缩持续时间和连续完成次数来分级(表1-3-2)。

测试题

表1-3-2 盆底肌肌力检测

级别(级)	收缩持续时间和连续完成次数
0	手指感觉不到肌肉收缩动作,但不能区分完全无收缩力还是病人不懂收缩
1	能感觉到肌肉轻微收缩(蠕动),但不能持续
2	能明显感觉肌肉收缩,但仅能持续2秒,能完成2次
3	肌肉收缩能使手指向上向前运动,持续可达3秒,能完成3次
4	肌肉收缩有力,能对抗手指的压力,持续可达4秒,能完成4次
5	肌肉收缩有力,能持续对抗手指压力达5秒或以上,能完成5次及以上

▶ **职业精神**

国士无双,医者仁心

任务二　基础体温测定技术

▶ **临床案例**

高某,女,50岁,G_3P_2。因经期延长、经量增多半年就诊。自诉平素月经规律,周期28~30日,经期5~6天,无痛经。近一年来,无明显诱因导致月经周期变化,13~50天,经期延长为10日左右,经量多,全身乏力。查体:体温36.6℃,心率76次/分,呼吸18次/分,血压90/60 mmHg。实验室检查:红细胞3.5×10^{12} g/L,血红蛋白100 g/L。妇科检查:外阴已婚已产型,阴道中有暗红色血液,宫颈无举痛,子宫体大小正常、质中、活动无压痛,两侧附件未见异常。

▶ **任务分析**

1. 病人已婚,年龄50岁,月经周期变化,经期延长,其他妇科检查无异常,考虑通过基础体温测定,明确病因。

2. 无排卵性功能失调性子宫出血患者基础体温为单相,排卵性功能失调性子宫出血患者可以结合基础体温上升时间,体温高低推断黄体功能,协助诊断。

▶ **目的**

1. 协助诊断月经失调。
2. 判断有无排卵。

▶ **准备**

1. **护士准备**　衣帽整洁,七步洗手法洗手,戴口罩。
2. **病人准备**　向病人解释体温测量的意义,测量及记录方法,取得配合。
3. **用物准备**　水银体温计、干纱布、体温记录单。
4. **环境准备**　室内空气清洁,光线明亮,室温22~24℃(图1-3-5)。

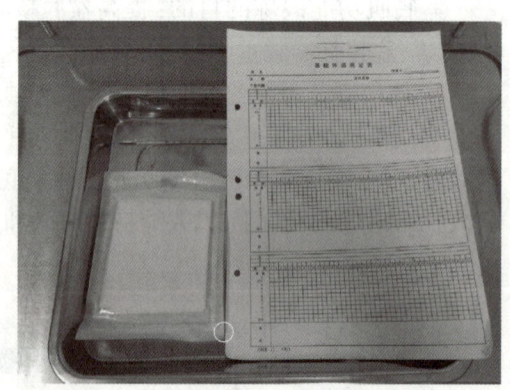

图1-3-5　基础体温测定物品准备

▶ **实施**

基础体温测定技术操作视频

操作步骤见表1-3-3。

表 1-3-3 基础体温测定技术操作步骤

操作流程	操作步骤	沟通与说明
核对解释	• 核对床号、姓名、腕带、告知病人检查目的、方法及注意事项，取得病人配合 • 评估病人的病史、用药史及月经史等，确定是否存在影响体温的因素。测量口腔温度时，先评估病人口腔情况	您好，我是护士小×，请问您叫什么名字？（我叫×××）让我核对您的腕带信息，您现在感觉怎么样？为了进一步明确您月经周期改变的原因，需要您配合进行基础体温的测定
再次核对、安置体位	• 协助病人安置于舒适的体位	您是×××女士吧，现在要给您测量体温（好的），我去准备一下用物
准备体温计	• 洗手，检查体温计是否完好，将水银柱甩到35℃以下	
测量体温	• 根据病人情况选择合适的测量方法。并告知病人注意温度计，测量5分钟后取出，读取结果	温度计放到嘴里了，您注意一下，不要伤到口腔，5分钟以后，我过来看结果
宣教记录	• 消毒温度计 • 按照如图所示，记录病人体温读数，绘制基础体温变化曲线（图1-3-6）	您的结果是×××，温度计我拿走消毒了，基础体温需连续测量3个周期以上，夜班工作者要在休息6~8小时后测量。您好好休息，有事可以按呼叫器联系

图 1-3-6 基础体温变化曲线

任务评价

基础体温测定技术的评价表

问题探究

1. 病人体温曲线如图 1-3-7 所示,请结合所学知识给予解释。

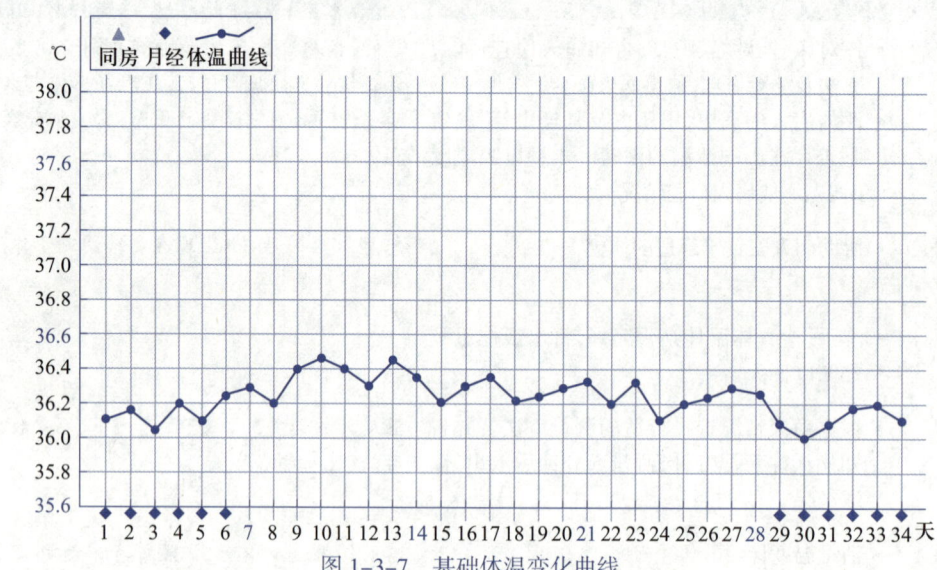

图 1-3-7　基础体温变化曲线

答:无排卵性异常子宫出血患者,基础体温无上升改变而呈现单相曲线(仅有低温过程)。如图 1-3-7 所示,提示无排卵。如果基础体温测定呈现双相型(既有高温过程也包含低温过程),但高温相<11 日,提示黄体功能不足;若基础体温呈双相,但下降缓慢,则提示子宫内膜不规则脱落。本案中患者应进一步完善检查,明确无排卵原因。

2. 针对病人乏力以及血常规回报结果,为病人进行健康指导。

答:嘱病人加强营养,适当补充铁剂、维生素 C 和蛋白质。适度增加休息时间,久坐或久卧后避免快速起床。保持会阴部清洁,预防感染。

职业精神

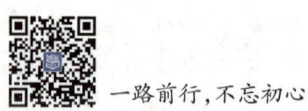 一路前行,不忘初心

任务三　B 超残余尿测量技术

临床案例

李某,女,39 岁,平素月经 7/35 天,量多,痛经(−)。10 年前第一胎顺产后出现阴道脱出物,长约 3 cm,下蹲时明显,平卧后可自行还纳,伴尿不尽,咳嗽、跑步漏尿轻,无走路及听水声后漏尿,无排尿困难,无尿频、尿急,未治疗。1 年前第二胎顺产后阴道脱出物及腹压增大漏尿症状加重,现阴道脱出物位于阴道口外 5 cm,平卧后可自行还纳,无下腹坠胀及行走摩擦等不适症状,为行进一步治疗入院。昨日在全身麻醉下行腹腔镜子宫骶骨固定+宫颈截除术。

▶ 任务分析

病人因阴道脱出物 10 余年,伴有尿不尽、漏尿等情况,昨日在全身麻醉下行腹腔镜子宫骶骨固定＋宫颈截除术,术后残余尿量是否合格决定了病人能否出院,病人不了解残余尿测量的操作过程及自己的残余尿量是否合格,诊疗过程中,做好护理宣教,给予适当的心理支持。

▶ 目的

1. 判断病人的膀胱排尿功能。
2. 判断病人是否发生尿潴留。

▶ 准备

1. **护士准备** 衣帽整洁,七步洗手法洗手,戴口罩。
2. **病人准备** 向病人解释,取得配合。
3. **用物准备** 便携式膀胱测量仪 1 台、耦合剂 1 瓶、纱布 1 块(图 1-3-8)。
4. **环境准备** 室内空气清洁,光线明亮,温度适宜,适当遮挡。

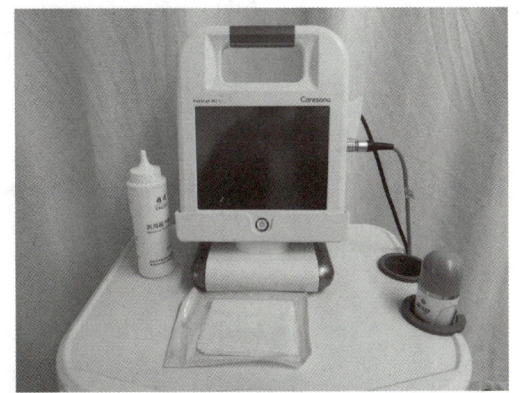

图 1-3-8 用物准备

▶ 实施

 B 超残余尿测量技术的操作视频

操作步骤见表 1-3-4。

表 1-3-4 B 超残余尿测量技术操作步骤

操作流程	操作步骤	沟通与说明
核对解释	• 核对床号、姓名、腕带,向病人或家属解释	您好,我是护士小×,请问您叫什么名字?(我叫×××)让我核对您的腕带信息,您现在感觉怎么样?您现在是术后第×天,为了判断您术后膀胱功能恢复情况,需要为您测量残余尿量,也就是您排尿结束后膀胱内残留的尿量,我用一个小探头放在您的下腹部膀胱处,就能看到您的残余尿量了,您现在需要尽可能地排空膀胱,平卧,我去准备一下用物,请您稍等
再次核对安置体位	• 协助病人为仰卧位,双腿伸直,充分暴露下腹部膀胱区域	您是×××女士吧,现在我给您测量一下残余尿量,请您放松,均匀呼吸,勿用力屏气(好的)
开机选择模式		根据病人是否切除子宫,选择正确的监测模式

模块一 妇科病人护理技术

操作流程	操作步骤	沟通与说明
确定测量位置	• 在耻骨联合上4横指的位置,手法定位测量位置(图1-3-9) 图1-3-9 定位 • 探头均匀涂抹适量耦合剂作为传导胶	您好,我现在要确定下膀胱测量的位置
测量	• 探头与皮肤接触,向下用力(图1-3-10) 图1-3-10 测量 • 扫描到测量区域后,按下探头手柄的测量按键,读数(图1-3-11) • 告知病人监测结果,并做进一步的健康指导与宣教 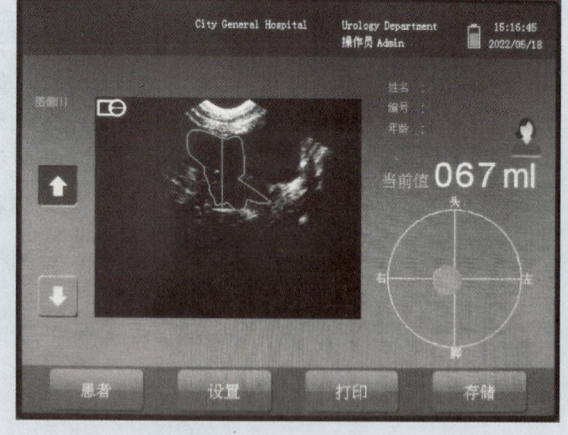 图1-3-11 读数	您好,我现在要把探头放到您的小腹部,会有些压迫的感觉,但不会感觉到疼痛,您有不适请及时告知我(测量时探头力度均衡,勿随意改变测量角度、移动探头测量点,直至扫描完毕)。您的残余尿量是67 ml,残余尿在100 ml之内是属于正常范围的,所以您现在的测量结果是正常的

续表

操作流程	操作步骤	沟通与说明
整理记录	• 协助病人清洁皮肤,穿好裤子,取舒适体位 • 清理用物,仪器擦净备用 • 洗手、记录	现在我帮您穿好裤子

▸ 任务评价

B超残余尿测量技术评价表

▸ 问题探究

1. 如何评价残余尿量是否合格,残余尿量不合格如何处理?
答:残余尿量小于 100 ml 为合格,如大于 100 ml,需遵医嘱导尿并留置尿管。
2. 病人残余尿量不合格,发生尿潴留时,导尿的注意事项是什么?
答:导尿时,如果残余尿量接近 1 000 ml 时,需夹闭导尿管,以免因腹腔压力突然降低、血压下降而引起虚脱,同时因膀胱突然减压而引发血尿。

测试题

▸ 职业精神

敢用善用新技术

任务四　会阴湿热敷技术

▸ 临床案例

李某,女,24岁,因"会阴伤口疼痛1天"入院。病人于5天前会阴侧切下顺产一活婴,产程顺利,产后予常规会阴擦洗,预防感染等对症处理,产后恢复可,无发热,会阴伤口无明显肿痛。出院后坐位喂奶,于昨日出现会阴伤口疼痛,坐时疼痛加剧,无发热,无明显肛门坠胀感,无腹痛,无尿频、尿急、尿痛,恶露无异味。入院查体:外阴发育正常,少许血污,无异味,左侧会阴可见一 4 cm 伤口,伤口周围红肿,压痛感明显,创面潮湿无渗液,无硬结、无血肿,未扪及波动感,伤口不完全裂开。子宫增大,宫底耻骨联合上1横指,活动,无压痛,双侧附件区未扪及明显异常。血常规:WBC 12.29×10^9/L,RBC 4.37×10^{12}/L,HB 117 g/L,HCT 0.367 L/L,PLT 347×10^9/L,N% 76.16%,PCT 0.041 ng/mL,CRP:64.3 mg/L。白带常规:清洁度(Ⅱ);未检出滴虫、念珠菌;白细胞(+/HP);杂菌(少许);细菌性阴道病唾液酸酶(BV)(阴性)。会阴彩超提示左侧会阴皮下软组织回声减低,诊断为会阴伤口愈合不良。

▸ 任务分析

1. 病人会阴伤口周围红肿,压痛感明显,护士为病人进行会阴湿热敷。
2. 病人会阴伤口不完全裂开,创面潮湿,护士为病人进行红外线照射治疗。

▸ 目的

1. 促进局部血液循环,改善组织营养,增强白细胞的吞噬作用和组织活力。
2. 利于炎症局限,水肿消退,血肿吸收,刺激局部组织的生长和修复,促进伤口愈合。
3. 增进舒适,缓解疼痛,减轻感染。
4. 用于会阴水肿、血肿、切口硬结及早期感染的病人。

▸ 准备

1. **护士准备** 着装整洁,七步洗手法洗手,戴口罩。
2. **病人准备** 向病人解释、取得配合;排空膀胱;安置舒适体位。
3. **用物准备** 治疗车、一次性垫巾2块、弯盘2个、镊子2把、无菌手套2副、棉垫1个、加热的热敷垫数块、无菌纱布2块、凡士林软膏1支、无菌棉签1包、95%乙醇或加热的50%硫酸镁溶液、手消毒液(图1-3-12)。

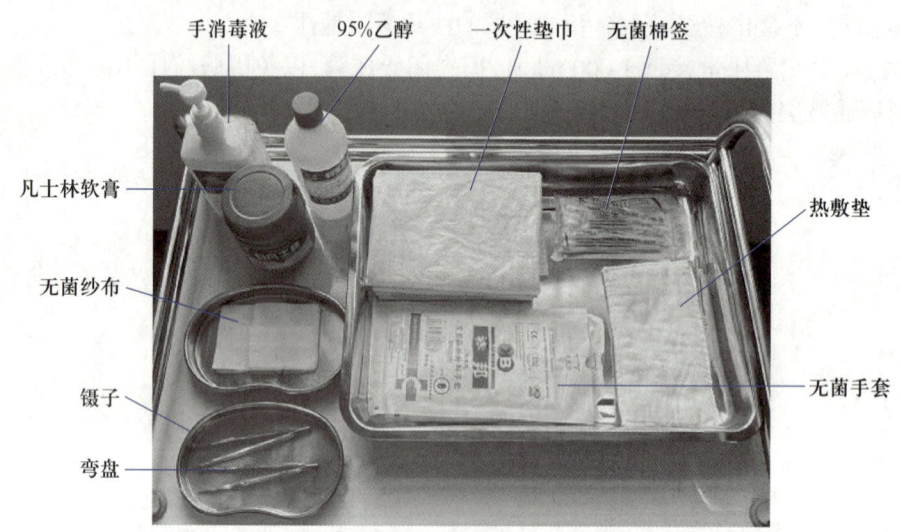

图1-3-12 会阴湿热敷用物准备

4. **环境准备** 室内空气清洁,光线明亮,温、湿度适宜,保护病人隐私和保暖。

▸ 实施

 会阴湿热敷技术操作视频

操作步骤见表1-3-5。

表 1-3-5 会阴湿热敷技术操作步骤

操作流程	操作步骤	沟通与说明
核对解释	• 核对床号、姓名、腕带,向病人或家属解释,取得配合	您好,我是护士小×,请问您叫什么名字?(我叫×××)让我核对您的腕带信息,您现在感觉怎么样?伤口还疼吗?为了促进血液循环、促使炎症消散、缓解疼痛,今天需要给您进行会阴部的湿热敷,我先看一下您会阴情况。会阴红肿,伤口不完全裂开,余皮肤无破损,我去准备用物,您稍等
再次核对、安置体位	• 协助病人脱下对侧裤腿,嘱病人仰卧,双腿屈曲外展,充分暴露会阴,臀下垫一次性垫巾(图1-3-13) 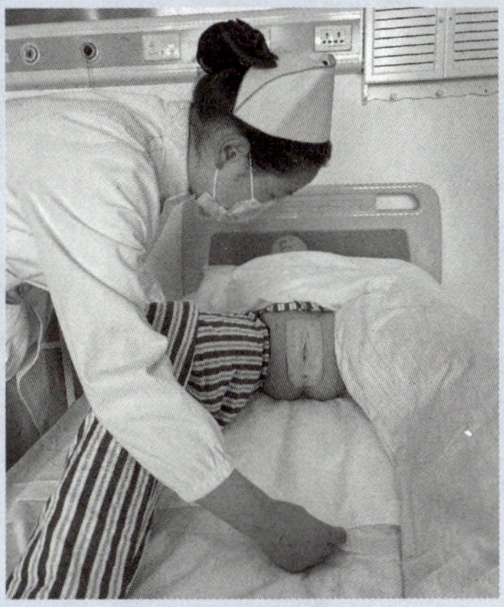 图 1-3-13 安置体位	您是×××女士吧,现在我给您进行会阴湿热敷。这样躺着舒服吗(可以)
会阴清洁	• 行会阴擦洗(擦洗过程略),清洁局部	我现在给您进行会阴擦洗,请您配合一下
湿热敷	• 无菌棉签蘸凡士林软膏,在湿热敷部位涂抹一薄层软膏,用镊子夹无菌干纱布覆盖于湿热敷部位(图1-3-14) 图 1-3-14 覆盖无菌纱布	我现在给您会阴处涂凡士林,会有些不适,您稍微忍耐一下,马上就好 ×××女士,现在给您做湿敷热敷,这个温度合适吗?您有不舒服要随时告诉我

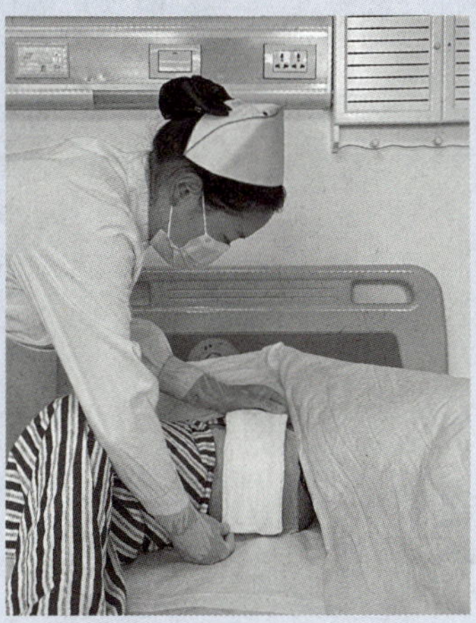

模块一 妇科病人护理技术

续表

操作流程	操作步骤	沟通与说明
湿热敷	• 将湿热敷药液倒入弯盘内，用镊子夹取热敷垫浸入药液，并覆盖于纱布外，盖上棉垫保暖（图1-3-15） 图1-3-15　盖棉垫	
更换湿热敷垫	• 每3~5分钟更换湿热敷一次，治疗时间为15~30分钟/次，或在棉垫外用热水袋可延长更换敷料时间	
撤下湿热敷垫	• 湿热敷完毕，取下棉垫和湿热敷垫	
更换会阴垫	• 取下纱布擦拭凡士林，更换一次性垫巾	
观察、整理	• 观察会阴切口、会阴肿胀及局部皮肤情况；协助病人垫上卫生巾，穿好裤子，取舒适体位	×××女士，湿热敷操作做完了，这样舒服吗（可以）？湿热敷每天2次，尽量取半卧位，经常更换卫生巾，保持会阴清洁干燥。还有什么需要帮助的吗？（没有了，谢谢）谢谢您的配合，您好好休息，有事按呼叫器
整理记录	• 整理床单位 • 清理用物 • 洗手 • 记录	清理用物：用物按医用垃圾分类处理；换下的敷料放入弯盘，倒入医用黄色垃圾袋；弯盘放入带盖的容器内一并送供应室进行消毒灭菌处理；95%乙醇放回原处

▶ **任务评价**

会阴湿热敷技术操作评价表

▶ **问题探究**

结合临床案例请思考：

1. 会阴湿热敷常用的药液有哪些？

答：会阴湿热敷常用的溶液有95%的乙醇、加热的50%硫酸镁溶液、1∶5 000高锰酸钾溶液。

2. 引起会阴水肿的主要因素有哪些?

答:(1)产后会阴水肿。① 产程中检查次数过多,导致局部组织频繁受刺激及会阴侧切术手术操作造成对组织的刺激、损伤,易引起组织炎性水肿;② 第二产程时间偏长,胎头长时间压迫阴道及会阴,影响会阴静脉回流,使会阴组织缺血缺氧,易引起局部组织水肿,水肿组织张力较高,压迫神经末梢可引起疼痛;③ 滞产、胎儿过大、增加了手术产、会阴侧切及会阴裂伤的发生率,外阴缝合操作时间延长,缝合针数过多,使用缝线过多,从而使外阴水肿的发生率增加。

(2) 阴道炎症分泌物刺激外阴引起外阴充血、肿胀。

(3) 长时间站立、肥胖、妊娠等导致局部血液循环差而引起会阴水肿。

3. 会阴湿热敷的注意事项有哪些?

答:(1) 操作时注意保暖和遮挡。

测试题

(2) 湿热敷面积应是病损范围的2倍,湿热敷的温度为41~48℃或以自我舒适为宜,防止烫伤,湿热敷的时间为15~30分钟,每日湿热敷2次。

(3) 湿热敷过程中,应随时评价湿热敷的效果,观察湿热敷部位局部情况,做好病人的生活护理。

(4) 对休克、虚脱、昏迷及术后感觉不敏感的病人尤其应警惕烫伤。

(5) 对有创伤口进行湿热敷时,严格无菌技术操作,湿热敷后应换药,以预防感染。

▶ 职业精神

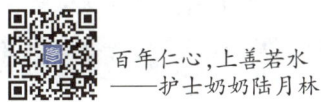

任务五 会阴红外线照射技术

▶ 目的

1. 促进会阴局部血液循环,改善组织营养,促使炎症局限或消散。
2. 降低神经末梢的敏感性,减轻疼痛。
3. 消除肉芽水肿,促进肉芽生长。
4. 利于脓肿局限、吸收及会阴伤口愈合。

▶ 准备

1. **护士准备** 着装整洁,七步洗手法洗手,戴口罩。
2. **病人准备** 向病人解释、取得配合;排空膀胱;安置舒适体位。
3. **用物准备** 一次性治疗巾、一次性垫巾、红外线仪、手消毒液(图1-3-16)。
4. **环境准备** 室内空气清洁,光线明亮,温湿度适宜,保护病人隐私和保暖。

模块一 妇科病人护理技术

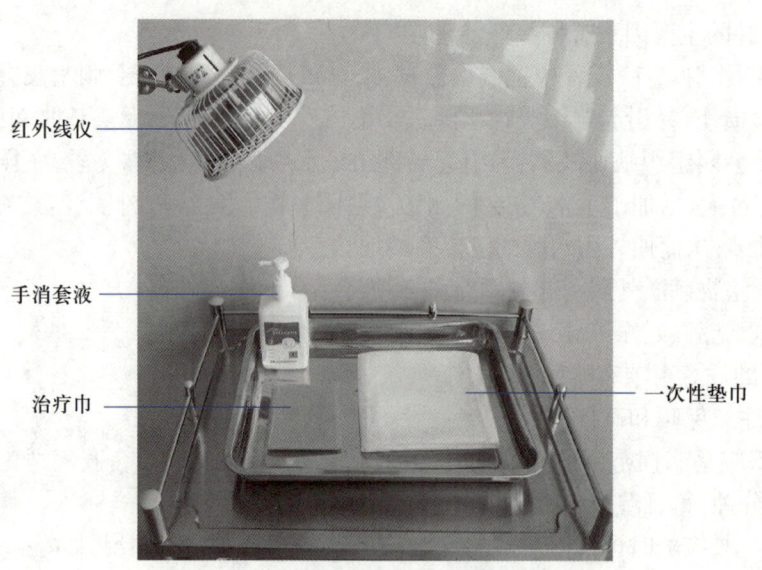

图 1-3-16 会阴红外线照射技术用物准备

▶ **实施**

操作步骤见表 1-3-6。

表 1-3-6 会阴红外线照射技术操作步骤

操作流程	操作步骤	沟通与说明
核对解释	• 核对床号、姓名、腕带,向病人或家属解释,取得配合	您好,我是护士小×,请问您叫什么名字?(我叫×××)请让我核对您的腕带信息,您现在感觉怎么样?伤口还疼吗?为促进会阴局部血液循环,改善组织营养,促进肉芽生长,利于会阴伤口愈合,今天需要给您进行会阴红外线照射,我先看一下您会阴情况,会阴红肿,创面潮湿,伤口不完全裂开,余皮肤无破损,我去准备用物,您稍等
预热红外线仪	• 开启红外线仪电源,进行预热 5~10 分钟	
再次核对、安置体位	• 协助病人脱下对侧裤腿,盖在近侧大腿上,被子盖在病人上半身和对侧大腿;嘱病人仰卧双腿屈曲外展,充分暴露会阴,臀下垫一次性垫巾(图 1-3-17) 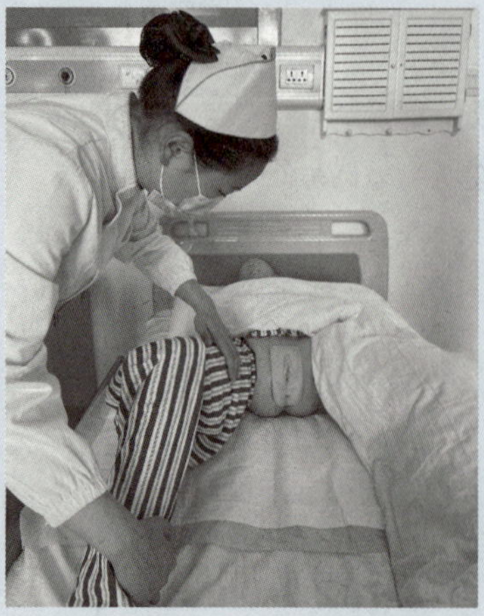	您是×××女士吧,现在要给您进行红外线照射了。这样躺着舒服吗?(可以)

图 1-3-17 安置体位

续表

操作流程	操作步骤	沟通与说明
会阴清洁	• 必要时行会阴擦洗,清洁局部	
调整红外线仪位置	• 将预热好的红外线仪移至会阴上方或侧方,调节烤灯的距离(30~50 cm),以产妇感觉温热为宜(图1-3-18)	红外线照射位置给您调整好了,这个温度合适吗?（合适）
	![图1-3-18 红外线照射]	
观察	• 定时20~30分钟,观察局部皮肤情况,询问有无不适,及时调整	红外线照射治疗时间为30分钟,有什么不适请您及时告诉我,我会及时处理的,请不要担心
照射完毕	• 照射毕,检查局部皮肤情况,移开红外线仪,关闭开关	×××女士,红外线照射治疗时间到了,照射部位皮肤无破损,充血有所减轻,给您移开红外线仪
整理用物	• 协助病人垫上卫生巾,穿好裤子,取舒适体位 • 整理床单元 • 整理用物	您需要在室内休息15分钟后才可外出,以防受凉,这样躺着舒服吗?（可以）还有什么需要帮助的吗?（没有了,谢谢）谢谢您的配合,您好好休息,有事请按呼叫器
记录	• 洗手 • 记录照射时间、会阴情况、病人反应	

图1-3-18 红外线照射

▶ 任务评价

 会阴红外线照射技术评价表

▶ 问题探究

1. 会阴红外线照射的注意事项有哪些?

答:(1) 治疗时病人不得移动体位,以免烫伤。

(2) 嘱病人在照射过程中如有感觉过热、心悸、头晕等反应时,应停止照射。

(3) 会阴侧切术24小时后行红外线照射治疗。

(4) 照射完毕,嘱病人在室内休息15分钟后方可外出,以防止受凉。

2. 会阴红外线照射操作中常见并发症的预防与处理有哪些?

答:会阴红外线照射操作中常见并发症有烫伤。

(1) 发生原因:① 局部温度过高;② 理疗仪器固定不稳,性能检测不到位;③ 末梢循环不良者、老

人、小孩、知觉迟钝者、麻醉未清醒者或昏迷病人感知反应差，肢体移动后不经意接触到理疗仪器；④ 护理人员未全面评估病人，缺乏低温烫伤的相关知识；⑤ 对小孩、老年人的生理病理特点不了解及冷热感知情况等评估不到位；⑥ 病人康复心情急切，擅自延长理疗时间造成低温烫伤。

(2) 临床表现：局部皮肤发红，出现大小不等的水疱，甚至破损，感觉疼痛。

(3) 预防与处理：① 治疗中应向病人及家属解释目的、治疗时间及注意事项，保证红外线照射的安全；② 认真检测仪器性能，操作过程中注意妥善固定仪器；③ 全面评估病人；④ 加强护理人员对防烫伤相关知识的培训，做好病人和陪护防烫伤的安全知识宣教；⑤ 操作前先将仪器预热，操作过程中加强巡视，观察皮肤情况，发现皮肤颜色异常，完整性受损，及时停止照射做好皮肤护理。烫伤皮肤可擦烫伤膏。落实交接班制度。

3. 不同功率的红外线仪照射治疗的适宜距离分别是多少？

答：功率 500 W 以上，灯距离应在 50~60 cm；功率 250~300 W，灯距离应在 30~40 cm；功率 250 W 以下，灯距离应在 20 cm 左右。

▶ **职业精神**

医匠修德，强技立身

任务六　子宫托佩戴指导

▶ **临床案例**

蔡×，62 岁。病人于 3 年前外阴肿物脱出，运动后脱出明显，夜间休息时能自行回纳部分肿物，伴尿频、尿急，每次尿量少，以下午明显。大便伴坠胀感。今来院就诊，门诊以"子宫脱垂、膀胱脱垂"收住院。病人既往体健，否认肝炎、结核等传染病史。已婚已孕，结婚年龄 22 岁，G5P4，流产 1 次。配偶体健。初潮年龄 13 岁，月经期 4 天，周期 30 天，绝经 10 年。妇科检查：外阴发育正常，已婚式，宫颈肥大，无接触性出血，子宫前位，双侧附件区未见明显异常。病人用力屏气后见宫颈脱出阴道口外。诊断为Ⅱ度子宫脱垂。

▶ **任务分析**

1. 病人运动或用力屏气后外阴肿物脱出，护士指导病人正确使用子宫托。
2. 鼓励病人进行盆底肌功能锻炼，指导其自我缩肛的方法，每天 2~3 次，每次 15~30 分钟。

▶ **目的**

1. 支持子宫和阴道壁并使子宫维持在阴道内而不脱出。
2. 纠正盆腔器官的位置失常。
3. 减轻盆底组织紧张度而减少其强度损伤。
4. 改善血液循环，促进肌肉强度恢复。
5. 改善盆底障碍症状。

▸ 准备

1. **护士准备**　着装整洁,七步洗手法洗手,戴口罩。
2. **病人准备**　向病人解释、取得配合;排空膀胱;安置舒适体位。
3. **用物准备**　大小适合的子宫托、无菌手套、手消毒液(图 1-3-19)。

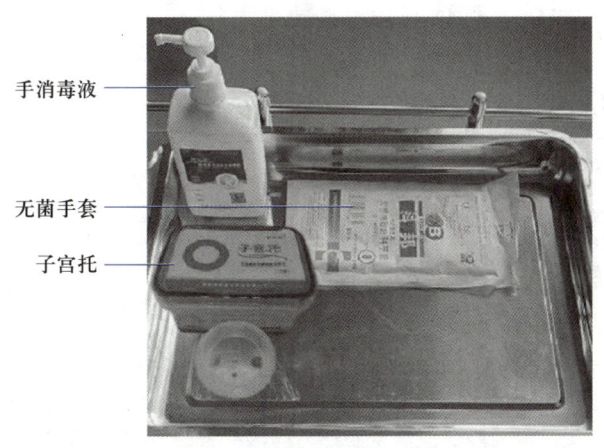

图 1-3-19　子宫托佩戴用物准备

4. **环境准备**　室内空气清洁,光线明亮,温、湿度适宜,保护病人隐私和保暖。

▸ 实施

子宫托佩戴指导操作视频

操作步骤见表 1-3-7。

表 1-3-7　子宫托佩戴操作步骤

操作流程	操作步骤	沟通与说明
核对解释	• 核对床号、姓名、腕带,嘱病人排空膀胱,向病人或家属解释,取得配合	您好,我是护士小×,请问您叫什么名字?(我叫×××)让我核对您的腕带信息,您现在感觉怎么样?为了支持子宫和阴道壁并使子宫维持在阴道内而不脱出,今天需要指导您进行子宫托的佩戴,我先看一下您会阴情况,会阴清洁,无阴道炎症和溃疡,我去准备用物,您稍等
再次核对、安置体位	• 病人清洗双手,戴手套;协助病人脱下裤子,嘱病人下蹲,两腿分开	您是×××女士吧,现在我指导您进行子宫托的佩戴,请您先清洗双手,戴手套

模块一　妇科病人护理技术

操作流程	操作步骤	沟通与说明
指导病人放托	• 一手握托柄,使托盘呈倾斜位进入阴道口内,然后将托柄边向内推边向前旋转,直至托盘达宫颈(图1-3-20) 图1-3-20 向内推送子宫托	我现在指导您放入子宫托,会有些不适您稍微忍耐一下,马上就好
整理观察	• 协助病人穿好裤子,嘱病人屏气用力,观察子宫托是否脱出	子宫托已经放好了,您在大小便时可用手将托稍加挟持,注意防止子宫托脱出;子宫托应在每晨起床后放入,每晚睡前取出,并洗净放置于清洁杯内备用
指导病人取托	• 病人洗净双手戴手套,以手指捏住托柄,上下左右轻轻摇动,待负压消除后,向后外方向牵拉,即可自阴道内滑出	我现在指导您取出子宫托,会有些不适您稍微忍耐一下,马上就好
整理观察	• 协助病人穿好裤子 • 检查阴道是否有流血或分泌物、溃疡等情况 • 告知随访时间	×××女士,初次佩戴子宫托3个月内要随访一次,以了解合适程度和相关并发症,是否需要调整型号和类型,此后每半年至1年随访一次(好的)还有什么需要帮助的吗?(没有了,谢谢)谢谢您的配合,您好好休息,有事按呼叫器

任务评价

 子宫托佩戴指导操作评价表

问题探究

结合临床案例请思考:

1. 使用子宫托的适应证和禁忌证分别有哪些?

答:(1)适应证:① 各种程度和类型的盆腔脏器脱垂;② 临时用于严重脱垂导致阴道壁受损的病例;③ 改善阴道壁的完整性;④ 作为盆腔脏器脱垂非特异性症状的一种诊断病因的方法。

(2)禁忌证:阴道炎症、急性盆腔炎性疾病、严重溃疡或尿瘘、粪瘘者、组织严重萎缩、产褥期、对硅胶过敏者、不能坚持随诊者等。

2. 使用子宫托的并发症与预防措施有哪些?

答:(1)并发症:阴道黏膜糜烂、阴道感染、嵌顿、瘘管形成。

(2)预防措施:① 规律地摘戴子宫托;② 采用正确佩戴和取出的方法;③ 评估病人或监护人员的认知和动手能力;④ 粗环形子宫托每2周取出一次,喇叭形子宫托每周取出一次,浸泡在冷却的沸水中,第

2天早晨佩戴;⑤ 局部雌激素的应用,绝经期妇女局部涂抹雌激素可增加阴道组织厚度,改善阴道内环境,从而减少阴道溃疡和黏膜破损。

3. 临床应用子宫托的程序?

答:详细的病史询问、全面的体格检查、盆腔检查、评估适应证以及有无禁忌证、选择子宫托的类型及大小、病人试用直至满意,注意随访。

测试题

4. 子宫托放置成功的标准有哪些?

答:做屏气用力动作时子宫托不会排出;病人舒适,在走动、坐和排尿时不会有强烈的异物感。

▶ 职业精神

玫瑰天使,守护生命的尊严

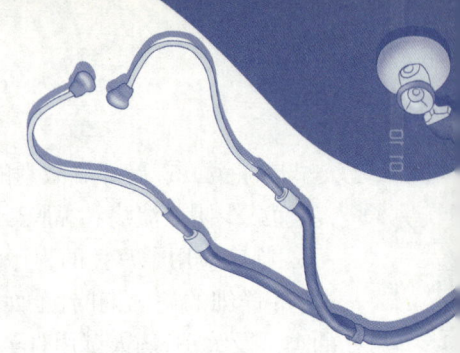

项目四
妇科诊疗技术护理配合

学习目标

知识目标：1. 学生掌握妇科检查的内容与步骤。
2. 学生熟悉诊断性刮宫、输卵管通液术、阴道镜检查适应证以及注意事项。
3. 学生熟悉诊断性刮宫手术、经阴道后穹隆穿刺的目的、健康宣教及护理观察要点。
4. 学生了解胚胎移植术后并发症的特点、穿刺取卵中并发症的特点及处理方法。

技能目标：1. 学生具备完全知晓妇科检查方法的内容与步骤的能力。
2. 学生具备熟知诊断性刮宫的护理要点能力。
3. 学生具备能熟练进行输卵管通液术操作配合的能力。
4. 学生具备熟练进行经阴道后穹隆穿刺术、阴道镜检查配合的能力。
5. 学生具备了解掌握体外授精及胚胎移植术中的护理要点并运用的能力。

素养目标：1. 学生具有良好的职业道德，谨言慎行，忠于职守。
2. 学生具有良好的礼仪规范，行为举止符合礼仪要求。
3. 学生具有良好的护患沟通能力，与病人沟通融洽。
4. 学生具有较强的人文关怀理念，对病人关怀备至。
5. 学生能运用所学知识与技能，保障护理安全，着力推进优质护理。

临床案例

姚×，女，46岁，已婚，G_2P_1，流产1次。因"阴道不规则流血18天"来院就诊。18天前无明显诱因出现阴道不规则流血，量时多时少，多时色鲜，偶有鸡蛋大血块；少时色偏暗，不伴发热与腹痛、腹泻。查体：生命体征正常，心肺听诊无明显异常，腹软，无压痛及反跳痛；肝脾未触及。腹部未触及明显包块，叩诊鼓音，移动性浊音阴性；肠鸣音正常，未闻及血管杂音。B超检查示：子宫正常大小，子宫内膜18 mm，双侧卵巢及输卵管未见明显异常。妇科检查：阴道内较多积血，宫颈大小正常，无糜烂样改变，宫口松，可见暗红色血从宫口流出。严密消毒下戴无菌手套行妇科检查，子宫前倾前屈位，正常大小，质地中等，活动度好，无压痛，宫颈无举痛，后穹隆无触痛。双侧附件区无压痛，未扪及包块。体温与术前检查皆正常。立即行诊断性刮宫术。手术顺利，术后安全返回休息室。

任务分析

1. 如何针对不同的病人与检查目的采用不同的妇科检查方式。

2. 护士进行分段诊刮术的有温度的人文关怀护理可以在手术的哪几个关键环节体现。

任务一 妇科检查的护理

▶ **目的**

1. 掌握妇科检查的适应证以及用物准备护理。
2. 熟悉妇科检查的检查内容及操作方法。

▶ **准备**

1. **护士准备** 衣帽着装整洁;对好照明灯光;放好一次性垫巾,戴清洁手套。注意屏风遮挡,保护病人隐私,确认病人信息,了解病人病史,特别是有无性生活史。

2. **病人准备** 向病人解释此项操作的目的和意义,消除其紧张和疑虑,取得其配合;嘱病人排空膀胱,脱去一侧裤腿;协助病人取膀胱截石位。

3. **用物准备** 阴道窥器、一次性手套、有盖敷料缸(分别盛放润滑剂即消毒肥皂水或液状石蜡、消毒干棉球、干纱布块)、一次性垫巾、照明灯、污物桶、长镊子、无菌持物钳、污物浸泡桶(内盛消毒液)图1-4-1。

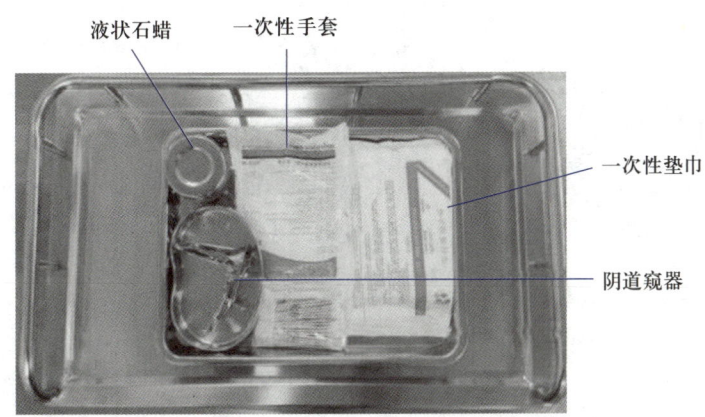

图1-4-1 妇科检查用物准备

4. **环境准备** 检查室关闭门窗,调节室温,室内空气清洁,光线明亮。采取屏风遮挡。

▶ **实施**

操作步骤见表1-4-1。

表1-4-1 妇科检查的护理操作步骤

操作流程	操作步骤	沟通与说明
核对解释	• 核对床号、姓名、腕带,向病人或家属解释	您好,我是护士小×,请让我核对您的信息,请问您叫什么名字?(我叫×××)请问您现在感觉怎么样?为了协助诊断,现在需要给您进行妇科检查,我去准备用物,您稍等

模块一 妇科病人护理技术

续表

操作流程	操作步骤	沟通与说明
再次核对、安置体位	• 垫上一次性垫巾，协助病人上妇科检查床，病人取膀胱截石位，注意保暖 • 建立静脉通路，遵医嘱用药	您是×××女士吧，现在给您进行妇科检查。请问这样躺着舒服吗（可以）
外阴检查	• 外阴的发育，阴毛多少、分布，注意皮肤和黏膜色泽 • 外阴有无畸形、炎症、溃疡、赘生物或肿块，有无增厚、萎缩或变薄 • 处女膜的完整性 • 可让病人用力向下屏气，观察有无阴道前壁或后壁膨出、子宫脱垂或尿失禁	您请别紧张，放轻松，配合我们的语言进行相应的动作。我会尽量轻柔一些，检查时间不长，很快就会结束的
阴道窥器检查	• 取阴道窥器蘸润滑剂 • 以左手示、中两指分开小阴唇 • 右手持阴道窥器、两叶合拢，倾斜45°沿阴道后壁轻轻插入，边插入边转成正位 • 缓缓张开阴道窥器两叶，暴露子宫颈、阴道壁及穹隆部，进行视诊（必要时用干棉球擦净阴道及宫颈外口分泌物）（图1-4-2） 图1-4-2 膀胱截石位与阴道窥阴器放置 • 检查完毕将阴道窥器稍退出窥阴器至宫颈下后方，合拢前后叶，沿阴道侧后壁取出	您好，请让我们确认一下：您是已经结婚并生育过孩子了，对吗？（是的）好的，现在请您放轻松，我们会尽量轻柔一些，放置窥器检查阴道与宫颈的时间不长，很快就会结束的，您稍微忍忍，马上就好，如果疼得厉害，请告诉我们，我们会有措施跟进进行处理
双合诊检查	• 戴手套之手的示指、中指蘸润滑剂，沿阴道后壁轻轻插入阴道内，了解阴道、宫颈情况 • 检查者手指继续向阴道内，直至阴道后穹隆处，将宫颈向前上方推移 • 另一手放于下腹部相应部位配合触诊，内外两手对合，配合病人呼吸，了解子宫、双侧附件和宫旁组织情况（图1-4-3）。 图1-4-3 阴道腹部双合诊	请放轻松，检查快结束啦，您感觉怎样？子宫压迫小腹会有点不舒服，如果感觉疼，请告诉我们，我们会有措施跟进进行处理

续表

操作流程	操作步骤	沟通与说明
三合诊检查	• (如需必要时做)戴手套之手的示指、中指蘸润滑剂,中指在肛周按摩放松后,示指轻轻插入阴道内,中指轻轻插入直肠内 • 另一手放于下腹部相应部位配合,触诊内、外两手对合,作为双合诊的补充,协助了解骨盆后部及直肠子宫陷凹部的肿物与子宫或直肠之间的关系(图1-4-4)。 图1-4-4　阴道腹部肛门三合诊	×××,请问现在您舒服些了吗?(可以),必要时我们还需要做三合诊检查,示指轻轻插入阴道内,中指轻轻插入直肠内,请配合肛门放松方便实施
肛腹诊检查	(必要时做)示指在肛周按摩放松后,戴手套之手的示指蘸润滑剂轻轻插入直肠内 • 另一手放于下腹部相应部位配合,触诊内、外两手对合,适用于未婚或阴道闭锁、阴道狭窄等病人不能进行阴道检查者(图1-4-5)。 图1-4-5　肛门腹部诊	如果您没有过性生活史,需要妇科检查时,我们就不会对您实施双合诊或三合诊检查。我们只能对您做肛腹诊检查,请配合肛门放松以方便充分检查
整理记录	• 操作后阴道窥器、手套扔入医疗垃圾袋 • 撤换一次性垫巾 • 扶病人穿衣裤、下床 • 清理用物:① 一般病人,用物按医用垃圾分类处理:换下的敷料放入弯盘,倒入医用黄色垃圾袋;治疗碗、弯盘放带盖的容器内一并送供应室进行消毒灭菌处理;75%乙醇放回原处;② 特殊感染病人用物处理:敷料焚烧处理,所有医用垃圾分类放置后再装入双层黄色垃圾袋内,外用1 500~2 000 mg/L含氯消毒剂喷雾消毒后放到医疗垃圾暂存间 • 洗手、记录	

▶ **任务评价**

妇科检查的护理评价表

▸ 问题探究

1. 使用阴道窥器时要注意什么？

答：正确使用阴道窥器，注意阴道窥器放取时斜置45°的手法，并避免阴道窥器前后叶夹痛病人，规范暴露子宫颈及阴道壁。

测试题

2. 妇科检查有哪几种不同的操作方式，其中最常用的检查操作方式是什么？为什么？

答：有双合诊、三合诊、肛腹诊三种操作方式，最常用的是阴道腹部双合诊检查。

3. 请问阴道出血者是否能进行阴道检查？如必须进行阴道检查，请问要注意什么？

答：有阴道出血者一般不进行阴道检查。如病情需要必须进行阴道检查，应严密外阴与阴道消毒与外科洗手后戴无菌手套才能进行阴道检查。

▸ 职业精神

疫路有你——崔洁

任务二 诊断性刮宫术的护理配合

▸ 目的

1. 熟悉诊断性刮宫术如何能诊断与治疗不规则阴道流血的原因与操作时机。
2. 了解运用诊断性刮宫术治疗不同类型的不规则阴道流血的原理与方法。
3. 熟知并实施诊断性刮宫手术的护理的能力。

▸ 准备

1. **护士准备** 衣帽着装整洁；调好照明灯光；放好臀垫巾，七步洗手法洗手，戴口罩与手套。注意屏风遮挡，保护病人隐私。

2. **病人准备** 向病人解释此项操作的目的和意义，消除其紧张和疑虑，取得其配合；嘱病人排空膀胱，脱去一侧裤腿，垫上一次性垫巾；协助病人取膀胱截石位。

3. **用物准备** 刮宫包（含阴道窥器1个、卵圆钳1把、组织钳2把、子宫颈扩张器2把、弯盘1个、刮匙1把、子宫探针1个、纱布和棉球若干）、一次性垫巾、病理标本杯、0.5%碘伏消毒液、10%甲醛溶液、无菌手套、负压引流装置、吸氧装置、麻醉药品及抢救药品和物品等（图1-4-6）。

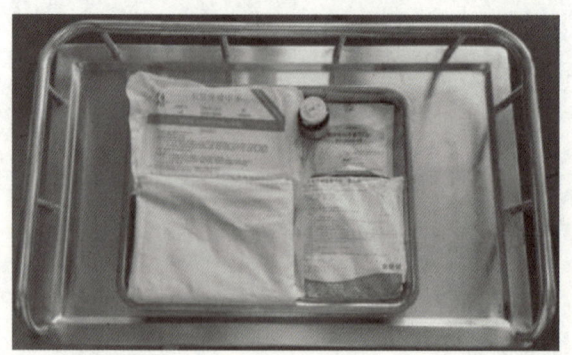

A

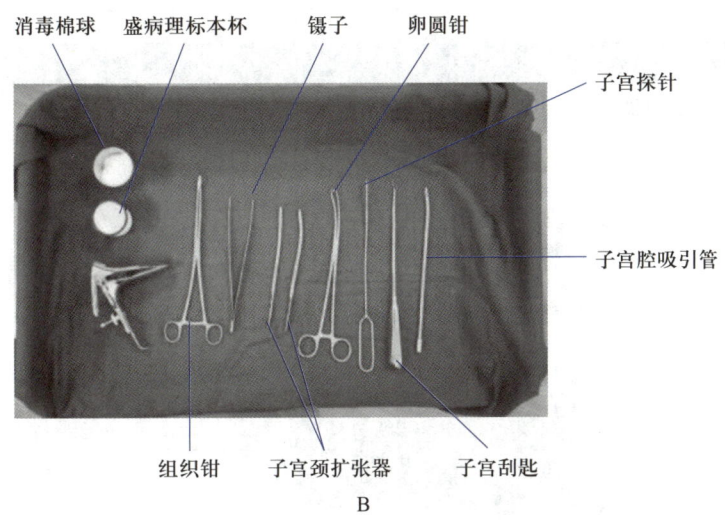

图 1-4-6　诊断性刮宫手术护理配合用物准备

4. 环境准备　无菌手术间,关闭门窗,调节室温,室内空气清洁,光线明亮,符合无菌要求,有消毒隔离措施。采取屏风遮挡。

▶ 实施

操作步骤见表 1-4-2。

表 1-4-2　诊断性刮宫手术护理配合的操作步骤

操作流程	操作步骤	沟通与说明
核对解释	• 核对床号、姓名、腕带,向病人或家属解释	您好,我是护士小×,请让我核对一下您的信息,请问您叫什么名字?(我叫×××)您现在感觉怎么样?为了明确您的阴道出血诊断并同时达到止血目的,今天需要给您进行诊断性刮宫小手术,我去准备用物,您稍等
再次核对、安置体位	• 协助病人上妇科检查床,垫上一次性垫巾 • 协助病人安置膀胱截石位,注意保暖 • 建立静脉通路,进行药物核对,遵医嘱用药	您是×××女士吧,现在我们给您行诊断性刮宫小手术。请问您已经结婚并已经生育了吗?(已生育)请问您有药物过敏史吗?(没有)请问您这样躺着舒服吗?(可以)
手术配合刮宫	• 在手术过程中为医生提供所需器械,如探针、扩张器、刮匙、吸管等,并按手术顺序排列(图 1-4-7) 图 1-4-7　诊断性刮宫器械准备	我现在在边上陪着您,您别紧张,放轻松,我们会尽量轻柔一些,手术时间不长,很快就会结束的

续表

操作流程	操作步骤	沟通与说明
手术配合刮宫	• 依次配合术者妇科检查、再次消毒阴道与宫颈、钳夹宫颈、探宫腔,顺时针刮取宫腔一周(图1-4-8)	

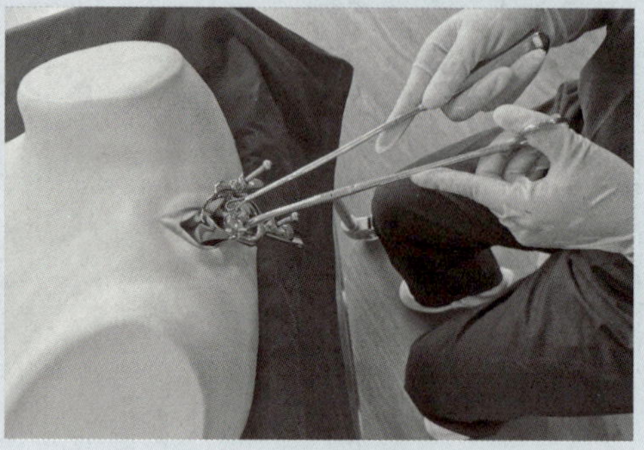

图1-4-8 诊断性刮宫刮内膜

| 连接负压吸引器 | 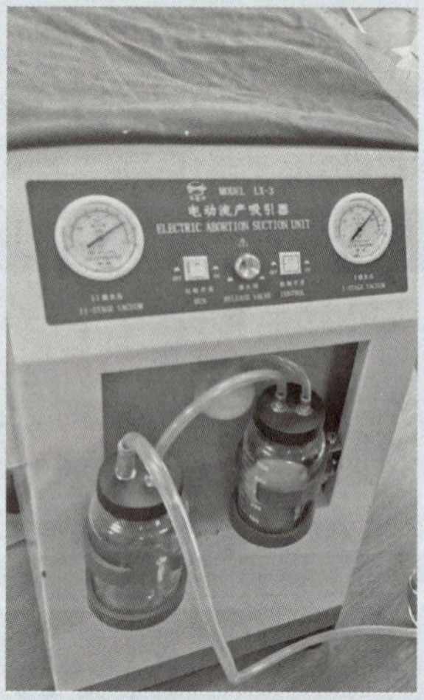 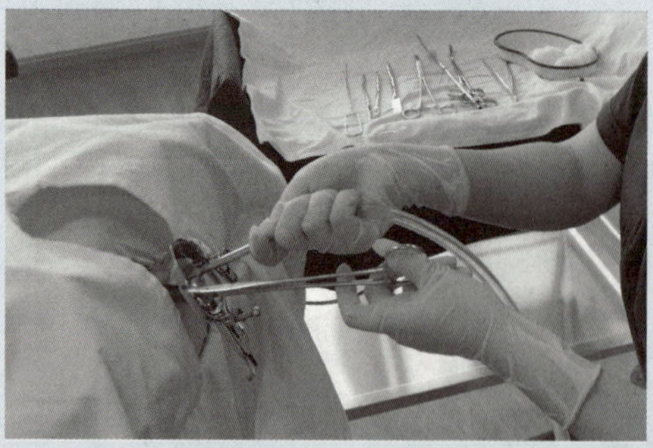 • 连接负压吸引器行子宫内顺时针吸引一周。控制在200~300 mmHg的负压吸引,并且吸管进出宫颈口时尽量折叠吸引管而不带负压(图1-4-9、图1-4-10) | 诊断性刮宫术快结束了,请您稍微忍忍,马上就好,如果疼得厉害,请告诉我,我会进行处理的 |

图1-4-9 吸出积血的吸引器负压

图1-4-10 吸出积血

| 术后处理 | • 操作结束后,扶病人坐起,整理衣裤,下床,转至休息室 | 手术结束啦,请问您感觉怎样?子宫收缩还会有点小腹疼痛,如果疼得厉害,请告诉我,我与医生将会采取措施缓解一下。我扶您到休息室床上躺着休息1小时 |

续表

操作流程	操作步骤	沟通与说明
标本送检	• 准备病理标本小瓶,倒入10%甲醛固定液约10 ml,如分段诊刮要准备2个标本瓶,粘贴好病理单后及时送检标本	×××女士,请问您现在舒服些了吗?(可以)阴道会有少于月经量的流血,一般1周内会干净的。1周后可以来询问病理报告结果。如果10天后阴道流血没有干净请来院我们科室复诊。下次来月经前请您在这段时间内禁止性生活与盆浴
整理记录	• 协助病人取合适体位 • 清理用物:① 一般病人,用物按医用垃圾分类处理:换下的敷料放入弯盘,倒入医用黄色垃圾袋。治疗碗、弯盘放带盖的容器内一并送供应室进行消毒灭菌处理。75%乙醇放回原处;② 特殊感染病人用物处理:敷料焚烧处理,所有医用垃圾分类放置后再装入双层黄色垃圾袋内,外用1 500~2 000 mg/L含氯消毒剂喷雾消毒后放到医疗垃圾暂存间。刮宫手术包初步清洗后再送供应室清洗消毒 • 记录	

▶ **任务评价**

 诊断性刮宫术护理配合的评价表

▶ **问题探究**

1. 诊断性刮宫术和分段诊刮术的定义分别是什么?

答:诊断性刮宫术是指刮取子宫内膜组织和其他组织做组织病理学检查。分段诊刮术是指对宫颈管和子宫体进行诊断性刮宫。

2. 诊断性刮宫术术前要注意什么?

答:术前需评估病人有无禁忌证,如各种疾病的急性阶段、生殖器炎症、全身情况不良、不能耐受手术者及术前2次体温>37.5 ℃者不能手术。需评估相关化验及各项检查结果,了解病人既往史、现病史、目前状况、过敏史、月经史、婚孕史。评估病人其他生命体征是否正常。

测试题

▶ **职业精神**

 同理心——人文关怀的基石

任务三 输卵管通液术的护理配合

▶ 临床案例

姚×,女,36岁。因婚后未避孕2年未孕来院就诊。G_2P_0,流产2次,无分居,14岁初潮,平时月经周期规律,间隔28天,持续5天干净。末次月经(LMP)为2022年2月1日,月经干净4天,无性生活,今日来院要求进行输卵管通液检查。查体:生命体征正常,心肺听诊无明显异常,腹软,无压痛及反跳痛;肝脾未触及。腹部未触及明显包块,叩诊鼓音,移动性浊音阴性;肠鸣音正常,未闻及血管杂音。B超检查示:子宫正常大小,子宫内膜厚4 mm,双侧卵巢及输卵管未见明显异常。妇科检查:外阴正常,阴道通畅,宫颈光滑,大小正常,无接触性出血,未见新生物,无糜烂样改变,子宫正常大小,无压痛,活动好,附件区无压痛。体温与术前检查皆正常。立即行输卵管通液术。手术顺利,病人无不适主诉,术后安全返回病房。

▶ 任务分析

1. 输卵管通液术中护士可能观察到病人腹部不适症状及其意义。
2. 输卵管通液术后病人出现腹痛与阴道流血流液症状的护理。

▶ 目的

1. 了解并运用输卵管通液术检查来帮助不孕症病人达到辅助生殖的目的。
2. 了解并运用输卵管通液术中的病人感觉来达到具有人文关怀的有温度护理思维模式的培养与建立。
3. 熟悉输卵管通液手术的术前、术中、术后的护理流程与护理要点。

▶ 准备

1. **护士准备** 衣帽着装整洁;调好照明灯光;放好一次性垫巾,七步洗手法洗手,戴口罩与手套。注意屏风遮挡,保护病人隐私。

2. **病人准备** 向病人解释此项操作的目的和意义,消除其紧张和疑虑,取得其配合;嘱病人排空膀胱,脱去一侧裤腿,垫上一次性垫巾;协助病人取膀胱截石位。

3. **用物准备** 阴道窥器1个、卵圆钳1把、子宫颈导管1根、输卵管通液器1支、子宫探针1根、2~4号宫颈扩张器、弯盘各1个、20 ml注射器1个、治疗巾、孔巾、纱布、0.5%碘伏消毒液、0.9%氯化钠20 ml、地塞米松5 mg 1支、消毒手套(图1-4-11)。

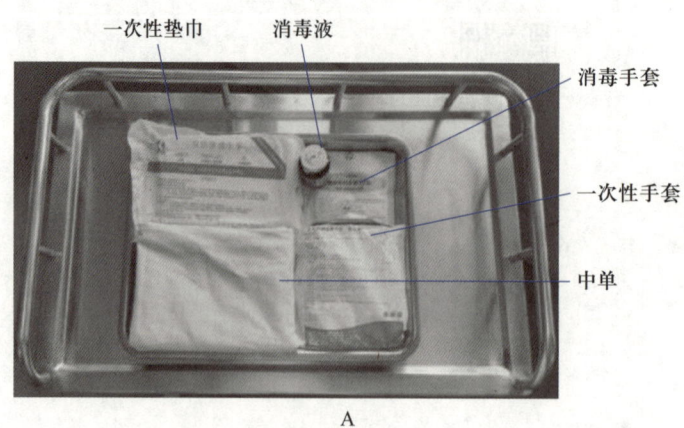

A

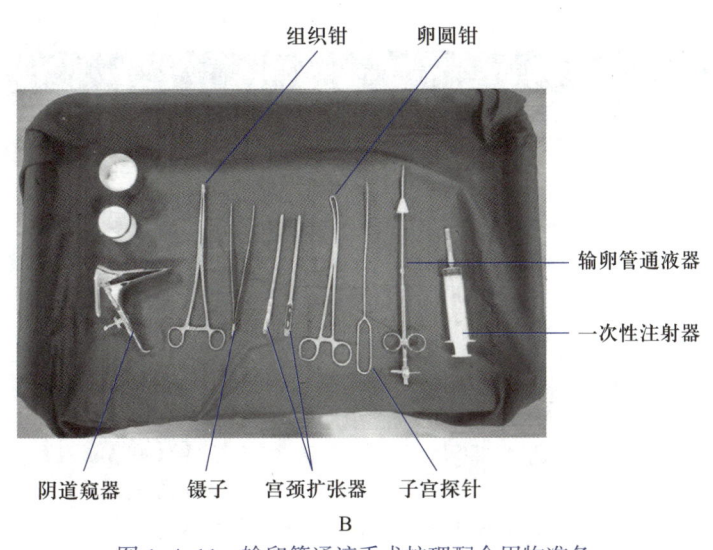

图 1-4-11 输卵管通液手术护理配合用物准备

4. 环境准备 无菌手术间,关闭门窗,调节室温,室内空气清洁,光线明亮,符合无菌要求,有消毒隔离措施。采取适当遮挡。

▶ **实施**

操作步骤见表 1-4-3。

表 1-4-3 输卵管通液手术护理配合的操作步骤

操作流程	操作步骤	沟通与说明
核对解释	• 核对床号、姓名、腕带,向病人或家属解释	您好,我是护士小×,请问您叫什么名字?(我叫×××)请让我核对您的信息,请让我确定一下您是已婚的,对吗?(对的)请问您现在感觉好吗?为了明确您的输卵管是否通畅,今天需要给您进行输卵管通液小手术,我去准备用物,您稍等
再次核对、安置体位	• 协助病人上妇科检查床,协助病人取膀胱截石位,注意保暖 • 用药核对,遵医嘱用药	请问您是×××女士吧,请问您有药物过敏史吗?(没有)现在我们开始给您行输卵管通液小手术。请问您这样躺着舒服吗?(可以)
手术配合	• 在手术过程中为医生递送所需器械,如探针、扩张器、刮匙、吸管等(图 1-4-12) 图 1-4-12 输卵管通液器械准备	我现在在边上陪着您,您别紧张,放轻松,我们会尽量轻柔一些,手术时间不长,很快就会结束的

续表

操作流程	操作步骤	沟通与说明
手术配合	• 依次配合术者妇科检查、再次消毒阴道与子宫颈、钳夹子宫颈,探子宫腔 • 将子宫颈导管与压力表、注射器用"Y"形管连接,压力表高于注射管水平,以免注射液进入压力表,建议通液过程中压力不可超过 160 mmHg(压力表非必需,如果应用压力表则压力需控制)	
配合医生操作与判断结果	• 输卵管通畅:注入 0.9%氯化钠溶液 20 ml,毫无阻力,压力表维持在 60~80 mmHg,停止注射后压力迅速下降,病人无不适,腹部听诊,可听到气流音和摩擦音 • 输卵管阻塞:注入 5 ml 左右 0.9%氯化钠溶液,病人即感到下腹部酸痛,而且压力表上显示压力持续上升不见下降,操作过程中注意观察病人病情变化,必要时给予心理安慰,以缓解病人紧张情绪(图 1-4-13)	输卵管通液术开始了,请问您现在感觉如何?有没有感到哪里不舒服?是否有下腹部酸痛?如有请一定及时告诉我们,我们需要结合您的感觉来做出综合判断有没有输卵管堵塞,哪一侧堵塞。快结束了,您稍微忍忍,马上就好,如果疼得厉害,请告诉我,我与医生会采取措施进行处理的
	图 1-4-13 输卵管通液操作	
术后处理	• 操作结束后,询问病人有无不适,扶病人坐起,整理衣裤,下床,转至休息室	手术结束啦,您感觉怎样?子宫收缩可能会引起小腹疼痛,如果疼得厉害,请告诉我,我与医生进行处理。我扶您到休息室床上躺着,休息 1 小时。阴道会有少量的血水流出来,一般 2~3 天会干净的。如果有什么不舒服请过 1~2 周来院到我们科室复诊。14 天内请禁止性生活与盆浴
整理记录	• 清理用物:① 一般病人,用物按医用垃圾分类处理:换下的敷料放入弯盘,倒入医用黄色垃圾袋。治疗碗、弯盘放带盖的容器内一并送供应室进行消毒灭菌处理。75%乙醇放回原处;② 特殊感染病人用物处理:敷料焚烧处理,所有医用垃圾分类放置后再装入双层黄色垃圾袋内,外用 1 500~2 000 mg/L 含氯消毒剂喷雾消毒后放到医疗垃圾暂存间。通液小手术包初步清洗后再送供应室清洗消毒 • 洗手、记录	

任务评价

 输卵管通液术护理配合的评价表

问题探究

1. 进行输卵管通液手术术前需评估哪些内容?

答:术前须做以下评估正常才能实施手术:① 评估病人做此项检查有无禁忌证,如生殖器炎症急性期,严重心肺功能不全,不能耐受手术者及术前2次体温>37.5℃者;② 评估相关化验及各项检查结果,了解病人既往史、现病史、过敏史、月经史、婚孕史;③ 评估病人生命体征是否正常。

2. 输卵管通液术有什么注意事项?

答:① 手术日期选择在月经干净后3~7天,术前禁止性生活;② 术中及术后应严密监测病人生命体征及腹痛情况,倾听主诉、密切观察,尤其注意有无下腹部疼痛及其程度;③ 阴道冲洗时,水温以接近体温为宜,避免液体过冷造成输卵管痉挛;④ 注射时,导管需紧贴宫颈,以防液体外漏,通气和通液时,速度以 60 ml/min 为宜,一般每加压 10 mmHg 应停顿一次,最高压力不可超过 160 mmHg,以免压力过高使输卵管破裂,甚至引起内出血;⑤ 术后观察1小时,病人无异常方可出院。

 测试题

3. 输卵管通液术术后有哪些健康指导内容?

答:① 嘱病人手术后2周禁盆浴和性生活;② 嘱病人手术后遵医嘱服用抗生素预防感染;③ 告知病人注意个人卫生,勤换内裤。

职业精神

 癌路有你——乐叶

任务四 经阴道后穹隆穿刺术的护理配合

临床案例

王×,30岁,停经36天,左下腹部撕裂样疼痛1小时入院。腹痛明显,大声呻吟,恐惧不安。平素月经规律,末次月经为2021年11月10日,停经36天,当日下午6时无明显诱因忽然出现左下腹部撕裂样疼痛,伴恶心、呕吐,自述肛门坠胀。26岁结婚,生育史:G_1P_1,既往体健,无手术外伤史,无药物过敏史。查体:体温36.5℃。脉搏120次/分,血压80/50 mmHg,面色苍白,皮肤湿冷,心肺听诊无异常,腹部平坦,腹肌紧张,压痛反跳痛阳性,以左下腹为甚。妇科检查:阴道通畅,子宫颈举痛明显,后穹隆饱满,有触痛,子宫前位,稍大,左侧附件压痛明显,右侧附件无明显异常。为明确诊断,拟行经阴道后穹隆穿刺术。

任务分析

1. 病人已婚,停经36天。左下腹撕裂样疼痛,并伴有肛门坠胀,腹肌紧张,有压痛、反跳痛,且伴有宫颈举痛,后穹隆饱满,可通过阴道后穹隆穿刺明确是否为异位妊娠引起的腹腔内出血。

2. 病人既往体健,否认盆腔炎、肿瘤等病史,目前未采取任何非手术治疗,排除禁忌证。病人现在疼痛明显,情绪激动,操作过程应注意安抚病人情绪,给予心理支持。

▶ 目的

1. 协助腹腔内出血的诊断。
2. 对于盆腔积液、积脓时,可以进行穿刺引流。
3. 位于子宫直肠陷凹的盆腔肿块,穿刺抽吸内容物肿块做细胞学、组织学检查。
4. 超声引导下行卵巢子宫内膜异位囊肿或输卵管妊娠部位注药治疗。
5. 超声引导下经后穹隆穿刺取卵,用于各种助孕技术。

▶ 准备

1. **护士准备** 衣帽整洁,七步洗手法洗手,戴口罩。
2. **病人准备** 向病人解释,取得配合,嘱病人排空膀胱,病人取膀胱截石位。
3. **用物准备** 一次性垫巾1块、阴道窥器1个、卵圆钳1把、长镊子2把、腰椎穿刺针或22号长针头1支、20ml注射器1支、无菌试管数个、洞巾1块、纱布块若干、棉球若干、无菌手套1副、0.5%碘伏消毒液等(图1-4-14)。

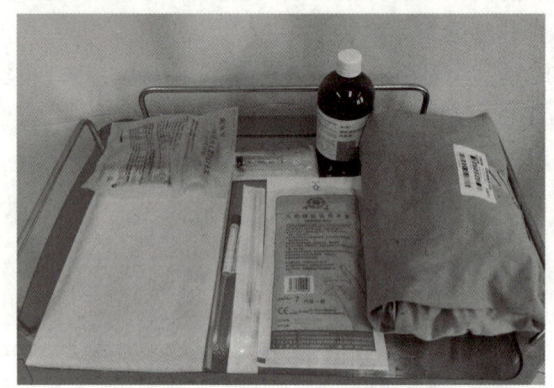

图1-4-14 阴道后穹隆穿刺用物准备

4. **环境准备** 室内空气清洁,光线明亮,温度适宜,符合无菌要求,有消毒隔离措施。

▶ 实施

操作步骤见表1-4-4。

表1-4-4 经阴道后穹隆穿刺术护理配合的操作步骤

操作流程	操作步骤	沟通与说明
核对解释	• 核对床号、姓名、腕带、向病人或家属解释 • 评估病人一般情况:体温、脉搏、呼吸、血压、饮食、休息、排泄等评估病史,了解病程经过,评估有无盆腔粘连等穿刺禁忌证	您好,我是护士小×,请问您叫什么名字?(我叫×××)让我核对您的腕带信息,您现在感觉怎么样?除了腹痛,有没有其他不舒服?为了明确诊断,并做相应的处理,今天需要给您做阴道后穹隆穿刺,您有没有什么其他疾病呢?我去准备用物,您稍等
再次核对安置体位	• 协助病人取膀胱截石位,充分暴露阴道部,调整检查光源	您是×××女士吧,现在我要给您进行穿刺了,这样躺着可以吗

续表

操作流程	操作步骤	沟通与说明
铺巾,置盘	• 铺无菌洞巾,放弯盘	
消毒穿刺部位	• 常规消毒外阴、阴道,当医生用卵圆钳夹持子宫颈后唇并向前提拉,充分暴露阴道后穹隆后,再次消毒	我们在给您消毒皮肤,请您坚持一下,保持不动
配合医生穿刺抽吸	• 用腰椎穿刺针或22号长针头接5~10 ml注射器,于子宫颈后唇与阴道后壁黏膜交界处稍下方平行子宫颈管进针2~3 cm,有落空感后开始抽吸 • 抽吸满足标本检验量,即可拔出穿刺针,如针眼处有活动性出血,用无菌棉球压迫穿刺点片刻,止血后取出阴道窥器	我们现在要开始穿刺了,穿刺的时候稍微有点疼,坚持一下,如果疼痛特别明显及时告诉我,好了,抽吸结束了,手术后请注意外阴部的清洁,如果有任何异常及时告诉我
观察抽出物	• 先肉眼观察抽出物性状,协助医生及时将标本送检	
协助病人穿衣	• 协助病人穿好衣服,注意保护病人隐私	您现在感觉如何?(腹痛)我先帮您穿好衣服,咱们等一下结果,先别着急,马上会给您相应处理
整理记录	• 记录穿刺时间、送检标本的量和性质、术中出血情况	
术后护理	• 术后观察病人腹痛及内出血改善情况,并遵医嘱开展进一步护理措施	

▶ **任务评价**

经阴道后穹隆穿刺术护理配合的评价表

▶ **问题探究**

1. 若抽出液体为血性,判断腹腔出血的依据是什么?

答:抽出液如果为血性,应该静置5分钟观察是否凝固,出现凝固为血管内血液,或者将血液滴注于纱布块上,出现红晕为血管内血液,若放置6分钟不凝固,可诊断为腹腔内出血。由于腹部创伤后腹膜及腹内脏器分泌大量纤溶酶原激活物,导致继发性纤溶亢进,使腹膜血液中纤维蛋白被降解耗竭导致腹腔内血液不凝固。

2. 穿刺过程中应如何处理异常体征?

答:重点观察病人的各项生命体征变化,如在穿刺过程中出现脸色苍白、血压下降及腹痛明显,可能腹腔内出血量较大,应立即做好术前准备,建立静脉通路,监测生命体征及尿量,及时抢救。同时陪伴在病人身边,鼓励、安慰病人,消除病人紧张心理。

测试题

▶ **职业精神**

敢用善用新技术

任务五 阴道镜检查的护理配合

▶ 临床案例

高×,女性,39岁。14年前因宫颈上皮内瘤变2~3级行子宫颈锥切术,术后病理回报切缘阴性,2日前在我院门诊复查,人乳头瘤病毒检测阳性,为明确诊断,拟行阴道镜检查。查体:体温36.5℃,脉搏80次/分,血压100/70 mmHg。否认药物过敏史。病人目前精神可,主诉非常担心检查结果。

▶ 任务分析

病人既往有宫颈上皮内瘤变病史,本次人乳头瘤病毒检测阳性,应该通过阴道镜检查明确病变性质且指导病变部位的活组织检查。

病人有过相关病史,对疾病知识较了解,对预后担心,在诊疗过程中应注意及时给予心理支持。

▶ 目的

1. 观察外阴、阴道和宫颈上皮结构及血管形态,及时发现微小病变。
2. 确定子宫颈锥切术的切除范围。
3. 对可疑外阴、阴道、子宫颈病变进行指导性活检,并评估治疗效果。

▶ 准备

1. **护士准备** 衣帽整洁,七步洗手法洗手,戴口罩。
2. **病人准备** 向病人解释,取得配合,嘱病人排空膀胱。
3. **用物准备** 一次性垫巾、阴道窥器1个、阴道镜、宫颈活检钳1把、卵圆钳1把、尖手术刀1把、阴道上下叶拉钩、棉球及长杆棉签若干、弯盘1个、标本瓶4个、纱布4块、标本固定液、无菌手套、生理盐水、3%醋酸溶液(碘试验)、0.5%碘伏消毒液(图1-4-15)。

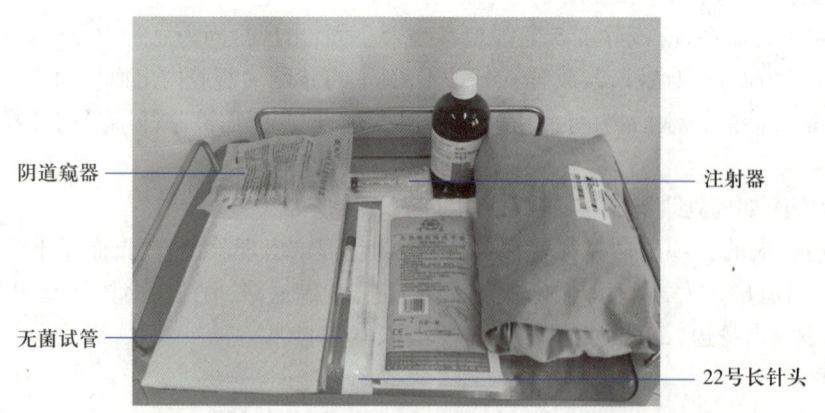

图1-4-15 阴道镜检查护理配合用物准备

4. **环境准备** 室内空气清洁,光线明亮,温度适宜,符合无菌要求,有消毒隔离措施。

▶ 实施

操作步骤见表1-4-5。

表 1-4-5 阴道镜检查护理配合的操作步骤

操作流程	操作步骤	沟通与说明
核对解释	• 核对床号、姓名、腕带,告知病人检查目的、方法及注意事项,取得病人配合 • 评估病人的病史,月经史等,确定是否存在检查禁忌证	您好,我是护士小×,请问您叫什么名字?(我叫×××)让我核对您的腕带信息,您现在感觉怎么样?为了进一步明确您宫颈病变的性质,今天需要给您做阴道镜的检查,您现在月经结束几天了,没有阴道出血吧?(没有)您不用紧张,这和常规的妇科检查差别不是很大,我现在去准备用物,您稍等
再次核对、安置体位	• 协助病人取膀胱截石位,充分暴露子宫颈	您是×××女士吧,现在我要给您进行检查了,这样躺着可以吗
配合阴道镜手术	• 协助医生,调整阴道镜及检查台至合适的高度,阴道镜物镜距阴道口 15~20 cm(镜头距子宫颈 25~30 cm),将镜头对准子宫颈,打开光源,连接好监视器,调节焦距使物像清晰,必要时加用绿色滤光胶片(图 1-4-16)	
常规消毒	• 用 0.5% 碘伏消毒外阴、阴道后,用阴道窥器暴露子宫颈,用干棉球轻轻擦去子宫颈表面分泌物	给您消毒一下皮肤,稍微有点凉
操作配合	• 检查过程中及时递送医生所需物品,观察病人情况,与病人沟通,检查结束清点敷料和器械	现在开始检查了,稍微有点不适,您深呼吸,配合医生,如果有明显不舒服,请及时告诉我
标本送检	• 将活检组织用相应溶液固定、标记,协助医生及时送检	
沟通与说明	• 协助病人穿好衣服,注意保护病人隐私	您现在感觉如何?您慢慢起来,我先帮您穿好衣服。谢谢您的配合,如果您有任何不适,或者阴道出血,请立刻告诉我们,我们也会定时检查,如果没有特殊情况,24 小时以后就可以把纱布取出了,如果需要我们帮助,您随时叫我们
整理记录	• 记录送检标本的量和性质及术中情况	

图 1-4-16 阴道镜检查

▶ 任务评价

 阴道镜检查护理配合的评价表

▸ 问题探究

测试题

阴道镜检查的术前术后护理是什么？

答：术前护理：检查前 24 小时避免性生活及阴道宫腔操作，术前 48 小时禁止阴道、子宫颈用药，宜在月经干净后 3~4 日进行；对于急性阴道、宫颈炎症病人，先控制炎症再行检查。嘱病人排空膀胱。术后护理：观察病人生命体征及阴道出血情况。有纱布填塞者，指导病人 24 小时后取出填塞物。指导病人 2 周内禁止性生活、盆浴，并注意保持外阴清洁，预防感染，如出现阴道出血及时就诊，1 个月后复查。

▸ 职业精神

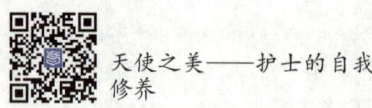
天使之美——护士的自我修养

任务六 体外授精及胚胎移植的护理配合

▸ 临床案例

李×，女，39 岁。平时月经规律，3/28 天，量中，痛经(-)，未避孕未孕 9 年。2021 年子宫造影双侧显影，双侧输卵管积水，同年行宫腹腔镜手术，术中左侧通畅，右侧不通，现为行体外授精及胚胎移植术（IVF-ET）而入院。

▸ 任务分析

该案例中的病人因双侧输卵管积水，未避孕未孕 9 年，为行体外授精及胚胎移植术入院，病人不了解手术过程、术后的不适及需要注意的事项，有轻度的焦虑，诊疗过程中给予适当的解释，缓解病人的焦虑。

▸ 目的

1. 判断病人术前准备的充分性。
2. 判断病人术中并发症的发生。
3. 判断病人术中操作的正确性。

▸ 准备

1. **护士准备** 衣帽整洁，七步洗手法洗手，戴口罩。
2. **病人准备** 向病人解释，取得配合。病人排空膀胱，更换手术衣，戴好帽子进入手术室。
3. **用物准备** B 超机、恒温试管架、取卵器械包、超声穿刺架、无菌试管、取卵针、B 超探头保护套、移植手术包、移植管（图 1-4-17）。
4. **环境准备** 室内空气清洁，光线明亮，温度适宜，适当遮挡。

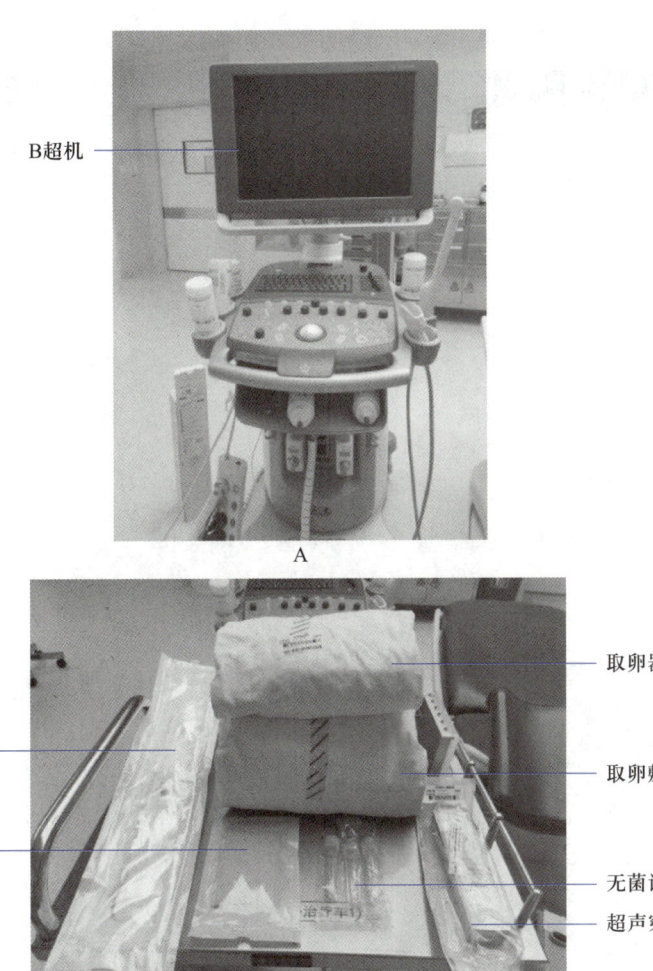

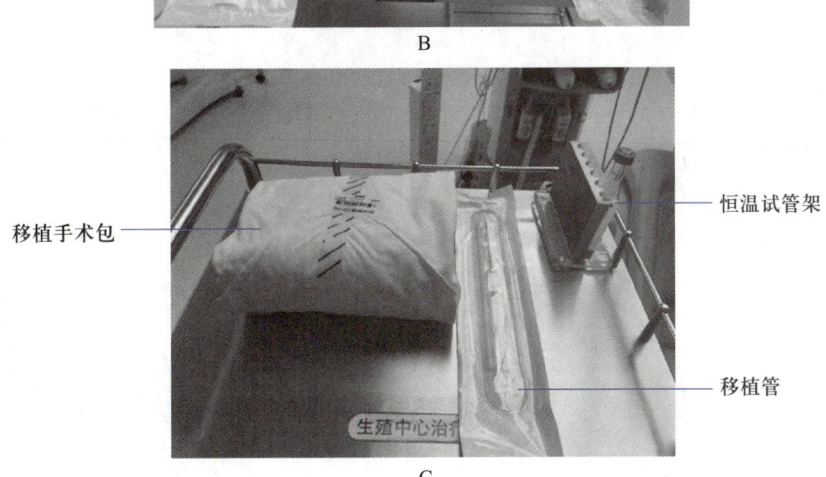

图 1-4-17 体外授精及胚胎移植的配合用物准备

▶ 实施

操作步骤见表 1-4-6、表 1-4-7。

表1-4-6 穿刺取卵术的护理操作步骤

操作流程	操作步骤	沟通与说明
核对解释	• 核对床号、姓名、腕带,向病人或家属解释	您好,我是护士小×,请问您叫什么名字?(我叫×××)让我核对您的腕带信息。我现在要核对一下您是否按要求做好了术前的准备工作,请您如实回答我:您是否已排空膀胱,近3天未同房、男方未排精(是的)。好的,我去准备一下用物,请您稍等
再次核对安置体位、阴道灌洗	• 协助病人取膀胱截石位 • 遵医嘱予温盐水阴道灌洗(详见项目一任务二) • 调暗手术室灯光	您是×××女士吧,现在请您双腿架在检查床的腿架上,臀部尽量紧贴床边(好的)
B超监测下穿刺取卵、冲洗卵泡并送检	• 取卵手术中协助医生推注培养液冲洗卵泡(图1-4-18) 图1-4-18 穿刺取卵 • 抽出的卵泡液迅速送入实验室 • 送检时注意握住试管下部以保证避光及避免洒漏	现在医生准备取卵,会有轻微疼痛,如果您感觉不能忍受,出现恶心、呕吐、出汗、晕厥等不适感觉,请及时告诉我
宣教	• 协助病人清洁皮肤,穿好裤子	×××女士,取卵结束了,您感觉怎么样,(还好),好的,我协助您穿好裤子,然后到平车上,回术后恢复室休息,半小时后可以饮水、进食。您术后需要注意:①取卵后会有轻微腰酸、腹痛、腹胀,甚至阴道会有少量血性分泌物,这是正常现象,如果腹痛加重、出血增多,请及时告知医生;②适当卧床休息,减少活动,避免剧烈运动,防止卵巢扭转;③遵医嘱72小时后按时就诊,行胚胎移植,在此期间禁止盆浴和性生活;④如出现腹胀、尿少、憋气、不能平卧等卵巢过度刺激症状,请及时急诊就诊
整理记录	• 仪器擦拭备用,器械按要求浸泡消毒灭菌 • 医疗垃圾分类处理 • 洗手、记录	

表 1-4-7　胚胎移植配合的护理操作步骤

操作流程	操作步骤	沟通与说明
核对解释	• 核对床号、姓名、腕带，向病人或家属解释	您好，我是护士小×，请问您叫什么名字？（我叫×××）让我核对您的腕带信息。现在要给您进行胚胎移植术前的准备。您现在喝水憋尿了吗？（憋好尿了）。好的，我去准备一下用物，请您稍等
再次核对安置体位	• 协助病人取膀胱截石位 • 调暗手术室灯光	您是×××女士吧，现在请您双腿架在检查床的腿架上，臀部尽量紧贴床边。（好的）
胚胎移植的配合	• 从恒温箱取出预热的移植手术包，准备移植管 • 医生全程 B 超监测，在 B 超引导下将吸有胚胎的内管注入子宫内（图 1-4-19） 图 1-4-19　胚胎移植	现在医生准备胚胎移植了，如果您有身体不适，请及时告诉我
宣教	• 协助病人清洁皮肤，穿好裤子，移至平车上，臀部垫高保持 1 小时，30 分钟后可下床解小便	×××女士，移植结束了，您感觉怎么样？（还好），好的，我协助您穿好裤子。您术后需要注意：① 规律作息，适当休息，不可长期卧床休息，避免增加血栓发生的风险，勿做剧烈运动；② 禁止盆浴，确定妊娠前禁止性生活；③ 移植后遵医嘱按时就诊，检查是否怀孕；④ 如出现卵巢过度刺激症状及时就诊；⑤ 如出现腹痛、阴道出血等宫外孕症状，请及时急诊就诊
整理记录	• 仪器擦拭备用，器械按要求浸泡消毒灭菌 • 医疗垃圾分类处理 • 洗手、记录	

▶ **任务评价**

体外授精及胚胎移植的配合评价表

▶ **问题探究**

测试题

如何评价穿刺取卵术中的并发症,如何处理?

答:穿刺取卵术中偶有病人出血、晕厥、出汗、恶心、呕吐、脉搏减慢、血压下降,若出现以上情况,应立即停止手术,让病人平卧,肌内注射阿托品 0.5 mg,必要时予静脉输液。

▶ **职业精神**

 守护生命,从"手"做起——
七步洗手法

模块二

孕产妇护理技术

一 ▶▶▶ 模块导航

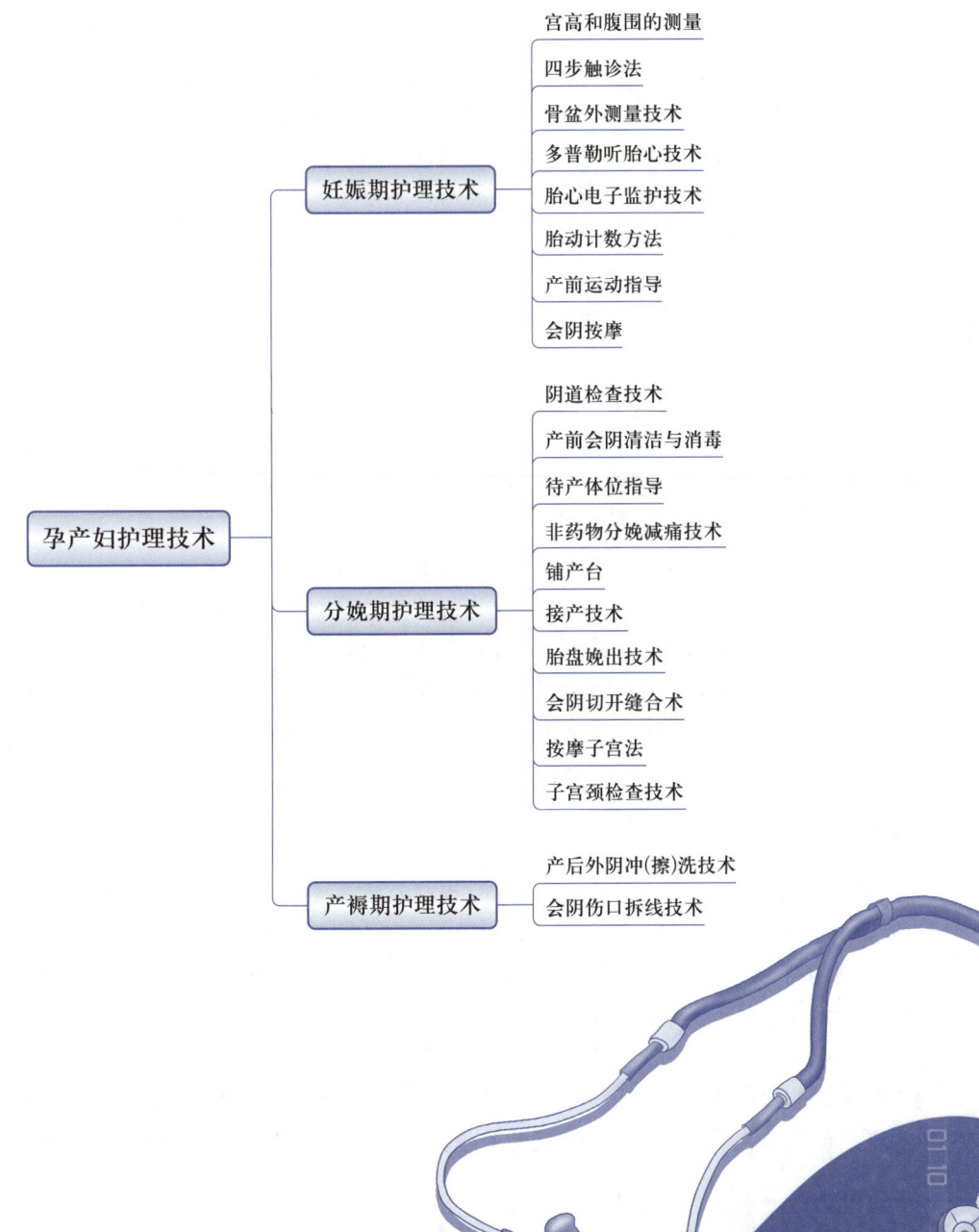

孕产妇护理技术
- 妊娠期护理技术
  - 宫高和腹围的测量
  - 四步触诊法
  - 骨盆外测量技术
  - 多普勒听胎心技术
  - 胎心电子监护技术
  - 胎动计数方法
  - 产前运动指导
  - 会阴按摩
- 分娩期护理技术
  - 阴道检查技术
  - 产前会阴清洁与消毒
  - 待产体位指导
  - 非药物分娩减痛技术
  - 铺产台
  - 接产技术
  - 胎盘娩出技术
  - 会阴切开缝合术
  - 按摩子宫法
  - 子宫颈检查技术
- 产褥期护理技术
  - 产后外阴冲(擦)洗技术
  - 会阴伤口拆线技术

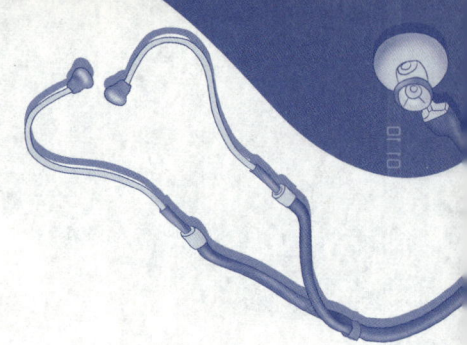

项目一
妊娠期护理技术

学习目标

知识目标： 1. 熟记不同孕周宫高、腹围正常值。
2. 熟记四步触诊方法、步骤及注意事项。
3. 熟记骨盆外测量各条径线的检查方法及其正常值。
4. 熟记胎心听诊方法、胎动计数方法及胎心、胎动正常值。
5. 熟记产前运动的方法、步骤及注意事项。
6. 熟记会阴按摩的方法、步骤及注意事项。

技能目标： 1. 熟练掌握宫高、腹围测量技术。
2. 熟练掌握四步触诊法。
3. 熟练掌握骨盆外测量技术。
4. 掌握多普勒听胎心技术。
5. 掌握胎儿电子监护技术。
6. 掌握胎动计数方法。
7. 掌握产前运动指导技术。
8. 掌握会阴按摩技术。

素养目标： 1. 具有较强的人文关怀理念，对孕产妇关怀备至。
2. 具有孕产妇至上的护理理念，增加孕产妇安全感、幸福感。
3. 具有良好的礼仪规范，行为举止符合护士素质要求。
4. 具有良好的沟通能力，与孕产妇沟通融洽。
5. 具有较强的隐私保护意识，能保护孕妇隐私。

临床案例

赵×，女，33岁，G_1P_0。因"停经38^{+2}周，规律宫缩3小时"于2021年11月16日入院，孕妇平素月经规则，LMP：2021年2月20日，预产期（EDC）：2021年11月27日。停经早期行B超提示子宫内妊娠，核实与孕周相符，孕早期伴有轻微恶心、呕吐等早孕反应，孕期否认药物、毒物、宠物及放射线接触史，停经22^+周在我院建册产检，孕期查无创产前基因检测（NIPT）、甲状腺功能、乙肝两对半、梅毒、艾滋病、肝肾功能、孕期B族链球菌筛查（GBS）均未见明显异常；超声查胎颈后透明带（NT）、中期Ⅲ级及孕晚期Ⅰ级检查均未见明显异常。孕5个多月开始自觉胎动活跃至今。孕期无头晕、眼花、胸闷、心悸、气促、呼吸困难、皮肤瘙痒、水肿等不适。近21天无畏寒发热，无乏力，无咳嗽、咳痰等呼吸道症状，无纳差、腹泻等消化道症状,2021年11月15日查新型冠状病毒核酸定性检测阴性。孕妇近期精神、食欲、睡眠可,大小便正常,孕期体重随孕周增加。

任务分析

1. 新收初产妇,给予产科入院护理常规,行宫高、腹围测量了解子宫大小。
2. 行四步触诊了解胎产式、胎先露、胎方位及胎先露是否衔接。
3. 骨盆外测量了解骨产道情况。
4. 多普勒听胎心、胎儿电子监护了解胎心节律、频率;预测胎儿在宫内的储备能力。
5. 给予产前运动指导利于分娩顺利进行。
6. 行会阴按摩,增强会阴皮肤、肌肉的弹性,降低会阴侧切率。

任务一 宫高和腹围的测量

▶ 目的

1. 正确评估子宫底高度和腹围大小,可间接反映子宫大小,估计胎儿体重。
2. 评估腹部大小、胎儿大小与孕周是否相符。
3. 评估孕期体重增长情况。
4. 有助于动态观察胎儿发育,及时发现胎儿宫内发育迟缓、巨大儿或羊水过多等异常情况,使其有可能及时得到医疗干预和纠正。

▶ 准备

1. **护士准备** 着装规范、修剪指甲、洗手,冬天应将手预热;评估孕妇情况,如孕周、孕期检查资料、有无合并症、并发症等。

2. **孕妇准备** 孕妇排空膀胱后,协助其取仰卧屈膝位,头部稍垫高,暴露腹部,双腿略屈稍分开,腹肌放松。

3. **用物准备** 产前检查床、屏风或幕帘、软尺、手消毒液、一次性垫巾、孕妇模型(实训室操作)、孕期保健卡或病历记录单、笔等(图2-1-1)。

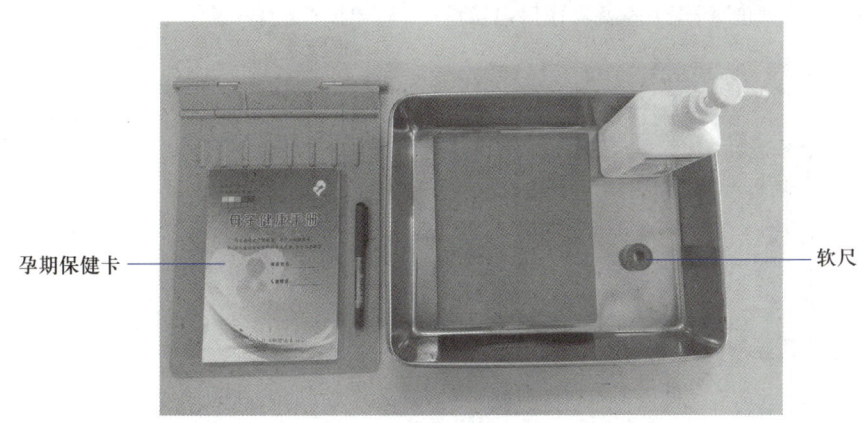

图 2-1-1 用物准备

4. 环境准备 安静整洁,室内温度 20~22℃,湿度 50%~60%,光线适中,注意保护孕妇隐私,拉好幕帘或屏风遮挡。

▶ 实施

 宫高和腹围的测量操作视频

操作步骤见表 2-1-1。

表 2-1-1 宫高和腹围的测量操作步骤

操作流程	操作步骤	沟通与说明
核对信息	• 核对床号、姓名、腕带(门诊孕妇不需要),对孕妇进行身份认证和自我介绍 • 护士:表情自然亲切、语气轻柔、语速适中、语言通俗易懂	您好,我是您的责任护士××,请问您叫什么名字?(我叫×××),让我核对您的腕带信息(注:门诊孕妇不需要)。
问询	• 面对孕妇,目光平视	您现在感觉怎么样?(还好)您怀孕多少周了?(××周)
解释	• 解释操作目的	为了评估子宫底高度、腹部大小、胎儿大小与孕周是否相符,需要给您进行宫高、腹围的测量。我去准备用物,请您稍等
再核对信息 安置体位	• 再次核对信息 • 协助病人取仰卧屈膝位,充分暴露腹部,腹部放松	您是×床×××女士吧?(嗯,是的)现在请您平躺下,露出腹部,两腿稍弯一下,对的,就是这样
检查者体位	• 站在孕妇右侧	您好,咱们现在开始进行检查,请您配合一下。(好的,谢谢!)
测量宫高(手测)	• 将手放在宫底最高处,摸清宫底高度 • 以剑突、肚脐、耻骨联合上缘为标志点进行判断	我已经洗好了手,手也已经暖好了,我尽量手法轻柔些,有什么不舒服时,请您告诉我(嗯,行的)。好,您的宫底高度为×××横指
测量宫高(尺测)	• 将软尺"0"刻度置于孕妇耻骨联合上缘中点处,软尺另一端贴腹壁向上拉开 • 沿子宫弧度至子宫底最高点(图 2-1-2)	咱们再用皮尺测量一下您的宫高(嗯,好的。)您的宫底高度为 ××cm

图 2-1-2 测量宫高

| 读取数值 | • 读取所测的子宫长度值 | |

续表

操作流程	操作步骤	沟通与说明
测量腹围	• 将软皮尺经脐水平绕腹部一周(图2-1-3) 图2-1-3 测量腹围	请您抬一下身子,咱们来测量一下您的腹围。您的腹围为××cm
读取数值	• 读取所测的腹围值	
进行判断	• 判断与孕周是否相符,体重增加是否在正常范围	(护士,我正常吗?) 您目前为怀孕××周;您的宫高、腹围与孕周是相符的,体重也在正常范围。请继续保持(嗯,好的)
整理	• 处理垃圾、协助孕妇整理衣裤	用物按医用垃圾分类处理
协助孕妇休息或下床	• 帮助孕妇取左侧卧位休息(病房孕妇);稍后若无不适,可扶其下床(门诊孕妇)	帮助取正确体位。您感觉怎么样?(挺好的)谢谢您的配合,您好好休息,有事请按呼叫器
洗手、记录	洗手后记录孕周、宫高、腹围值于孕期保健卡或病历记录单上	将保健卡交给孕妇
健康指导	• 向孕妇解释孕周与宫高、腹围的关系 • 嘱其注意饮食、睡眠、生活方式等事宜 • 告知孕妇下次产前检查时间和项目 • 告知预先准备事项	(门诊病人健康指导)您请注意……,请您在×月×日到医院进行下次产前检查。祝您和宝宝健康 (好的,谢谢护士!您告诉我的事情我都记下了,我会按时来医院进行检查的)

▶ 任务评价

 宫高和腹围的测量评价表

▶ 问题探究

1. 产妇赵×× 询问操作护士,为何进行宫高和腹围测量?

答:宫高和腹围的测量是产科评估胎儿大小的一种方法,宫高是指耻骨联合上缘至宫底的弧形长度;腹围是应用皮尺经脐部绕腹一周所测得的数值。

2. 如何推测孕期的宫高、腹围是否符合孕周大小?

答:依据表2-1-2可判断妊娠周数与子宫底的高度,进而可以估计在整个孕期胎儿的发育情况。

模块二 孕产妇护理技术

表 2-1-2 妊娠周数、手测宫底高度、尺测宫底长度对照表

妊娠周数	手测宫底高度	尺测宫底长度 /cm
12 周末	耻骨联合上 2~3 横指	
16 周末	脐耻之间	
20 周末	脐下 1 横指	18(15.3~21.4)
24 周末	脐上 1 横指	24(22.0~25.1)
28 周末	脐上 3 横指	26(22.4~29.0)
32 周末	脐与剑突之间	29(25.3~32.0)
36 周末	剑突下 2 横指	32(29.8~34.5)
40 周末	脐与剑突之间或略高	33(30.0~35.3)

测试题

3. 作为一名护理人员,在进行宫高和腹围测量时,应注意什么?
答:(1) 操作前排空膀胱,以免操作时引起不适。
(2) 注意保护孕妇隐私、保暖,子宫底高度定位及测量数据需准确。
(3) 测量时皮尺不可过紧或过松,以免引起误差。
(4) 观察腹形大小。腹部过大、宫底高度超过对应妊娠月份时,考虑双胎妊娠、巨大儿、羊水过多的可能;腹部过小,宫底过低者,应考虑胎儿宫内发育迟缓或孕周推算错误;腹部两侧向外膨出且宫底位置较低者,子宫横轴直径较纵轴长,多为肩先露;尖腹或悬垂腹,考虑伴有骨盆狭窄的可能。

▸ **职业精神**

平凡微光里的医者仁心

任务二 四步触诊法

▸ **目的**

评估子宫大小、胎产式、胎先露、胎方位及胎先露是否衔接。

▸ **准备**

1. **护士准备** 着装规范、修剪指甲、洗手,冬天应将手预热;评估孕妇情况,如孕周、孕期检查资料等。
2. **孕妇准备** 孕妇排空膀胱后,协助其取仰卧屈膝位,头部稍垫高,暴露腹部,双腿略屈稍分开,腹肌放松。
3. **用物准备** 产前检查床、屏风或幕帘、手消毒液、一次性垫巾、孕妇模型(实训室)、孕期保健卡或病历记录单、笔等(图 2-1-4)。
4. **环境准备** 安静整洁,室内温度 20~22 ℃,湿度 50%~60%,光线适中,注意保护孕妇隐私,拉好幕帘或屏风遮挡。

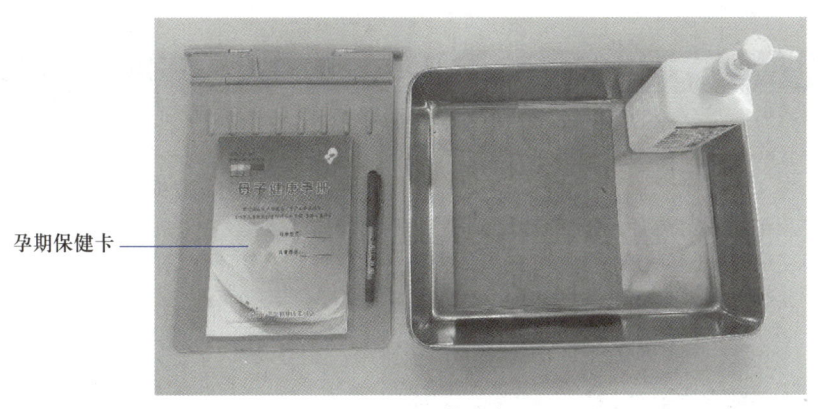

孕期保健卡

图 2-1-4　用物准备

▶ 实施

 四步触诊法操作视频

操作步骤见表 2-1-3。

表 2-1-3　四步触诊检查操作步骤

操作流程	操作步骤	沟通与说明
核对信息	• 核对床号、姓名、腕带（门诊孕妇不需要），对孕妇进行身份认证和自我介绍 • 护士表情自然亲切、语气轻柔、语速适中、语言通俗易懂	您好，我是您的责任护士××，请问您叫什么名字（我叫×××）？让我核对您的腕带信息（注：门诊孕妇不需要）
问询	• 面对孕妇，目光平视	您现在感觉怎么样？（还好）您怀孕多少周了？（××周）
解释	• 解释操作目的	为了评估胎产式、胎先露、胎方位以及先露部衔接情况，需要给您进行四步触诊检查。我去准备用物，请您稍等
再核对信息及安置体位	• 再次核对信息 • 协助病人取仰卧屈膝位，充分暴露腹部，腹部放松	您是×××女士吧；(嗯，是的) 现在请您平躺下，露出腹部，两腿稍屈一下，对的，就是这样
检查者体位	• 站在孕妇右侧 • 检查者面向孕妇	您好，咱们现在开始进行检查，请您配合一下（好的，谢谢） 现在咱们做第一步检查，我尽量轻柔些，若有什么不舒服时，请告诉我（嗯，行的）
第一步手法	• 两手十指并拢，用指腹及手掌尺侧进行触诊 • 若为圆而硬且有浮球感，则为胎头；若为软而宽且形状不规则，则为胎臀（图 2-1-5） 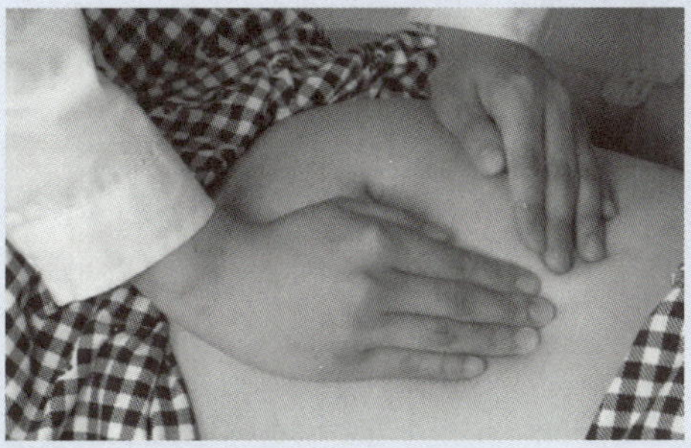	

图 2-1-5　第一步手法

模块二　孕产妇护理技术

续表

操作流程	操作步骤	沟通与说明
第二步手法	• 检查者两手分别置于腹部左右两侧,一手固定,另一手轻轻深按检查,两手交替,分辨胎背及胎儿四肢的位置 • 平坦饱满者为胎背,确定胎背是向前、侧方或向后;可变形、高低不平部分是胎儿的肢体,有时可以感到胎儿肢体活动(图 2-1-6) 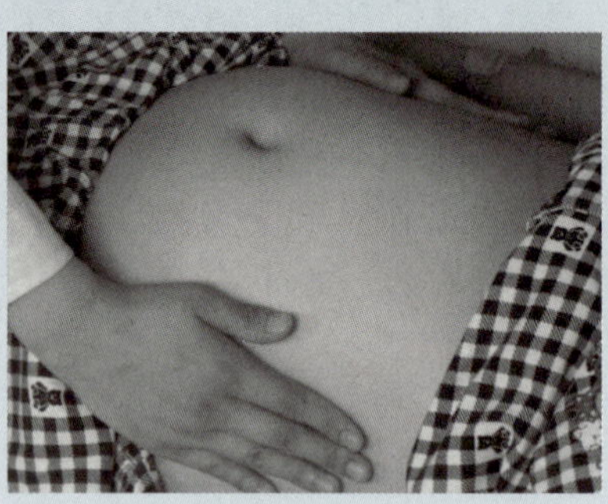 图 2-1-6 第二步手法	现在咱们做的是第二步检查,嗨,宝宝正在动呢?你摸一下这是宝宝的小胳膊、小腿(哈哈,真好,我摸到了,谢谢)
第三步手法	• 检查者右手置于耻骨联合上方,拇指与其余四指分开,握住胎先露部,进一步查清是胎头或胎臀,并左右推动以确定是否衔接 • 如先露部仍高浮,表示尚未入盆;如已衔接,则胎先露部不能被推动(图 2-1-7) 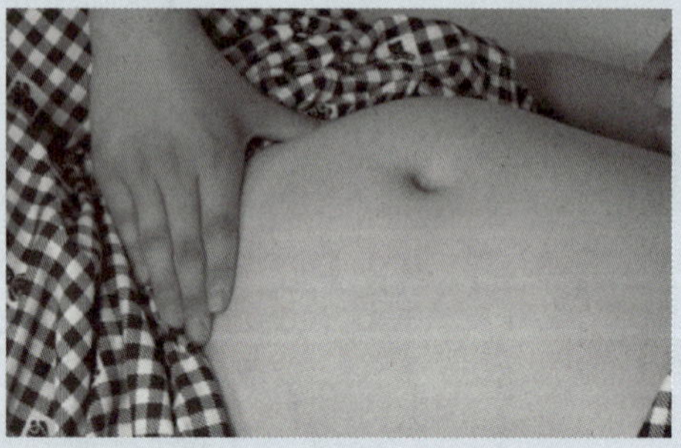 图 2-1-7 第三步手法	咱们开始做第三步检查了,您的宝宝已经入盆了或是尚未入盆
第四步手法	• 检查者面向孕妇足端 • 两手分别置于胎先露部的两侧,向骨盆入口方向深压,再次判断先露部的诊断是否正确,并确定先露部入盆的程度(图 2-1-8) 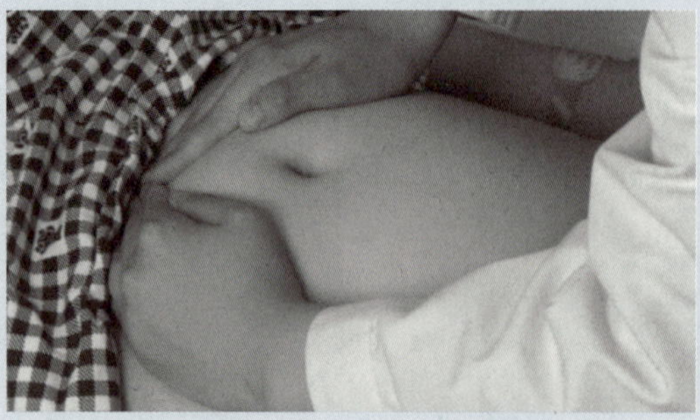 图 2-1-8 第四步手法	第四步检查,咱们进一步核实一下

续表

操作流程	操作步骤	沟通与说明
进行判断	• 判断为何胎产式、胎先露、胎方位 • 胎先露是否衔接	（护士,我正常吗） 您目前为××胎产式、××胎先露、××胎方位,胎先露是或未衔接
整理	• 处理垃圾	用物按医用垃圾分类处理
协助孕妇休息或下床	• 协助孕妇整理衣裤 • 帮助孕妇取左侧卧位休息（病房孕妇）；稍后若无不适,可扶其下床（门诊孕妇）	帮助取正确体位。您感觉怎么样？（挺好的） 病房：谢谢您的配合,您好好休息,有事请按呼叫器 将保健卡交给孕妇
洗手、记录	洗手后记录胎产式、胎先露、胎方位、先露部衔接情况于孕期保健卡或病历记录单上	
健康指导	• 向孕妇解释何为正常胎方位以及衔接时间 • 嘱其注意饮食、睡眠、生活方式等事宜 • 告知孕妇下次产前检查时间和项目 • 告知预先准备事项	（门诊病人健康指导）您请注意……,请您在×月×日到医院进行下次产前检查。祝您和宝宝健康 （好的,谢谢护士！您告诉我的事情我都记下了,我会按时来医院进行检查的）

▶ 任务评价

四步触诊法评价表

▶ 问题探究

1. 产前检查是如何安排的？

答：根据我国《孕前和孕期保健指南(2018)》,目前推荐孕妇应进行7~11次产检,产前检查孕周分别是：妊娠6~13^{+6}周、14~19^{+6}周、20~24周、25~28周、29~32周、33~36周,每阶段检查1次,37~41周,每周检查1次。有高危因素者,可酌情增加检查次数。

2. 作为一名护理人员,在进行四步触诊检查时应注意什么？

答：(1) 触诊时动作轻柔,避免对孕妇及胎儿造成影响。

(2) 操作时注意保护孕妇隐私,且避免跌倒摔伤。

(3) 检查结束后嘱孕妇左侧卧位5~10分钟,以改善胎盘供血,避免发生仰卧位低血压综合征。

测试题

▶ 职业精神

匠心铸就梦想,技能改变人生

任务三　骨盆外测量技术

▸ 目的

了解骨产道情况,为胎儿的分娩方式提供参考。

▸ 准备

1. **护士准备**　着装规范、修剪指甲、洗手,冬天应将手预热。操作前评估孕妇情况,核实孕周及了解孕期检查资料等。

2. **孕妇准备**　孕妇排空膀胱后,协助其取仰卧位,头部稍垫高,暴露腹部。

3. **用物准备**　产前检查床、屏风或幕帘、手消毒液、一次性垫巾、骨盆测量器、孕妇模型(实训室)、孕期保健卡或病历记录单、笔等(图2-1-9)。

4. **环境准备**　安静整洁,室内温度20~22℃,湿度50%~60%,光线适中,注意保护孕妇隐私,拉好幕帘或屏风遮挡。

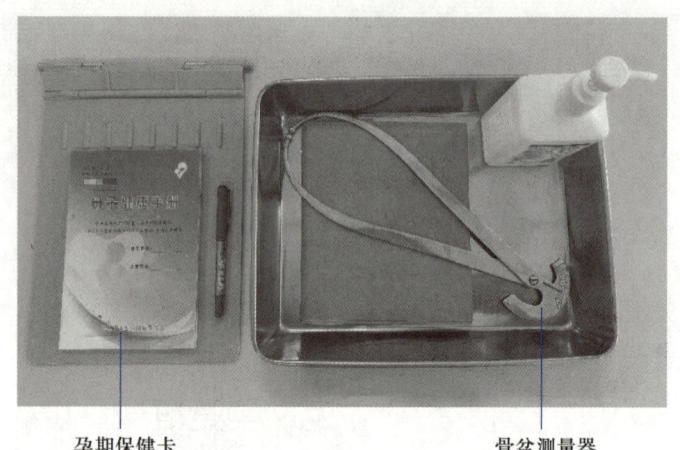

图 2-1-9　用物准备

▸ 实施

 骨盆外测量技术操作视频

操作步骤见表2-1-4。

表 2-1-4　骨盆外测量技术操作步骤

操作流程	操作步骤	沟通与说明
核对信息	• 核对床号、姓名、腕带(门诊孕妇不需要),对孕妇进行身份认证和自我介绍(护士:表情自然亲切、语气轻柔、语速适中、语言通俗易懂)	您好,我是您的责任护士××,请问您叫什么名字?(我叫×××),让我核对您的腕带信息(注:门诊孕妇不需要)
问询	• 面对孕妇,目光平视	您现在感觉怎么样?(还好)您怀孕多少周了?(××周)
解释	• 解释操作目的	为了了解骨盆的形状和大小,判断是否具备正常分娩的条件,需要给您进行骨盆外测量;我去准备用物,请您稍等
再核对信息及安置体位	• 再次核对信息 • 协助病人取平卧位,充分暴露腹部	您是×××女士吧;(嗯,是的)现在咱们平躺下,露出腹部,对的,就是这样

续表

操作流程	操作步骤	沟通与说明
检查者体位	• 站在孕妇右侧	您已准备好,我现在开始进行测量,请您配合一下。(好的,谢谢)
测量髂棘间径	• 嘱孕妇取伸腿仰卧位 • 用骨盆外测量器测量两侧髂前上棘外缘的距离,正常值为23~26 cm(图2-1-10) 图 2-1-10 测量髂棘间径	咱们首先测量的是髂棘间径,我先帮着您找一下这个标志点,您的径线值为 ××cm
测量髂嵴间径	• 嘱孕妇取伸腿仰卧位 • 用骨盆外测量器测量两侧髂嵴外缘最宽的距离,正常值为25~28 cm(图2-1-11) 图 2-1-11 测量髂嵴间径	现在再测量第二条径线髂嵴间径,顺着这个点再往上移,最宽处,就是要测量的部位,您的径线值为 ××cm
测量骶耻外径	• 协助孕妇取左侧卧位,右腿伸直,左腿屈曲 • 用骨盆外测量器测量第5腰椎棘突下凹陷处(相当于腰骶部米氏菱形窝的上角)至耻骨联合上缘中点的距离,正常值为18~20 cm • 此径线可间接推测骨盆入口前后径长度,是骨盆外测量中最重要的径线(图2-1-12) 图 2-1-12 测量骶耻外径	请您取左侧卧位,右腿伸直,左腿屈曲,咱们测量的这条径线叫作骶耻外径,经过测量,您的径线值为 ××cm

模块二 孕产妇护理技术

操作流程	操作步骤	沟通与说明
测量坐骨结节间径	• 嘱孕妇取仰卧位,两腿屈曲,双手抱膝 • 使用骨盆内测量器测量两侧坐骨结节内侧缘之间的距离,正常值为 8.5~9.5 cm;平均值 9 cm(图 2-1-13) 图 2-1-13 测量坐骨结节间径 • 如出口横径小于 8 cm,应加测出口后矢状径(坐骨结节间径中点至骶尖),正常值为 8~9 cm • 出口横径与出口后矢状径之和大于 15 cm 者,一般足月胎儿可通过后三角娩出	现在请您取仰卧位,两腿屈曲,双手抱膝。咱们测量的是坐骨结节间径,经过测量,您的径线值为××cm
测量耻骨弓角度	• 用两拇指尖斜着对拢,放于耻骨联合下缘,左右两拇指平放在耻骨降支上,测量两拇指之间的角度即为耻骨弓角度。正常值为 90°,如 <80° 则为异常(图 2-1-14) 图 2-1-14 测量耻骨弓角度	现在咱们来估计一下您的耻骨弓角度,经过测量,您的角度为 ×° 左右
进行判断	• 判断骨盆的各条径线是否在正常范围	(护士,我正常吗) 通过测量,您的各条径线是正常的(或不正常)
整理	• 处理垃圾	用物按医用垃圾分类处理
协助孕妇休息或下床	• 协助孕妇整理衣裤 • 帮助孕妇取左侧卧位休息(病房孕妇) • 稍后若无不适,可扶其下床(门诊孕妇)	帮助取正确体位。您感觉怎么样?(挺好的) 病房:谢谢您的配合,您好好休息,有事请按呼叫器
洗手、记录	洗手后记录各条径线值于孕期保健卡或病历记录单上	将保健卡交给孕妇
健康指导	• 向孕妇解释骨盆测量的意义 • 嘱其注意饮食、睡眠、生活方式等事宜 • 告知孕妇下次产前检查时间和项目 • 告知预先准备事项	(门诊病人健康指导)您请注意……,请您在 × 月 × 日到医院进行下次产前检查。祝您和宝宝健康(好的,谢谢护士!您告诉我的事情我都记下了,我会按时来医院进行检查的)

▶ 任务评价

 骨盆外测量技术评价表

▶ 问题探究

1. 骨盆外测量操作的目的是什么？

答：骨盆外测量包括测量髂棘间径、髂嵴间径、骶耻外径、坐骨结节间径、耻骨弓角度，以了解骨盆形态及有无骨盆狭窄。

骨盆的大小及形态对分娩有直接的影响，因此产前检查时可进行骨盆测量，依据测量结果，可为胎儿的分娩方式提供参考。骨盆测量分为骨盆外测量和骨盆内测量。

2. 作为一名护理人员，在进行骨盆外测量操作时，应注意什么？

答：(1) 严格按照骨标志测量，同时结合胎儿大小判断是否头盆相称。

(2) 正确使用骨盆测量器，动作轻柔、注意保暖。

(3) 操作中注意保护孕产妇隐私，体现对孕产妇的体贴和关心。

 测试题

▶ 职业精神

 至精至微，做个有温度的医务人员

任务四 多普勒听胎心技术

▶ 目的

1. 了解胎心节律、频率。
2. 监测胎儿在子宫内情况，初步判断胎儿宫内安危。

▶ 准备

1. **护士准备** 着装规范，洗手，冬天应将手预热。评估孕妇情况，如孕周、孕期检查资料、产程进展等。

2. **孕妇准备** 孕妇排空膀胱后，协助其取仰卧屈膝位，头部稍垫高，暴露腹部。

3. **用物准备** 检查床、屏风或幕帘、多普勒胎心听诊仪、耦合剂、病历记录单、笔、秒表、纸巾、手消毒液（图2-1-15）。

4. **环境准备** 安静整洁，调节室温为 22~24℃，注意保暖，屏风或幕帘遮挡。

▶ 实施

 多普勒听胎心技术操作视频

模块二 孕产妇护理技术　73

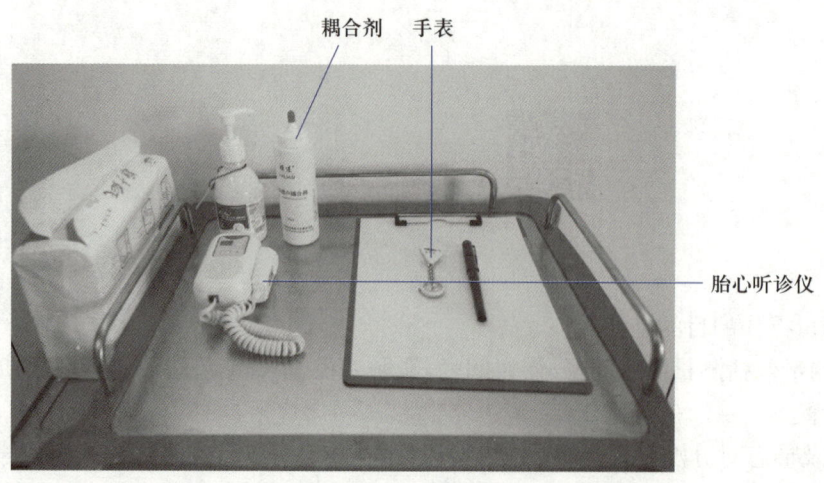

图 2-1-15 物品准备

操作步骤见表 2-1-5。

表 2-1-5 多普勒听胎心技术操作步骤

操作流程	操作步骤	沟通与说明
核对信息	• 核对床号、姓名、腕带	您好,我是您的责任护士××,请问您叫什么名字?(我叫×××),让我核对您的腕带信息
问询	• 面对孕妇,目光平视	您有不适感觉吗?(没有) 您现在多少周了?(×周) 宝宝胎动正常吗?(正常)
解释	• 向孕妇或家属解释操作目的	为了监测宝宝胎心是否正常,一会儿听胎心,了解宝宝在宫内的基本情况。请您排空小便,稍等一会,我去准备一下用物(好的)
再次核对 安置体位	• 拉上幕帘或者屏风 • 协助病人取仰卧屈膝位,暴露腹部,腹肌放松	您是×××女士吧?(嗯,是的)现在听胎心,我给您拉上幕帘,咱们平躺下,露出腹部,两腿稍屈一下,对的,就是这样
检查者体位	• 站在孕妇一侧	您好,咱们现在开始进行检查,请您配合一下。(好的,谢谢)
四步触诊 确定位置	• 用四步触诊法确定胎背位置(图 2-1-16) 图 2-1-16 选择听诊区	我已经洗好了手,手也已经暖好了;我尽量手法轻柔些,您有什么不适,请告诉我。(嗯,行的)宝宝目前是头位,胎背位置在您腹壁左侧

续表

操作流程	操作步骤	沟通与说明
涂耦合剂 胎心听诊	• 在胎心探头上涂抹适量预热的耦合剂 • 靠近胎背上方的孕妇腹壁处听诊1分钟(正常范围：110~160次/分，节律整齐)(图2-1-17)。 图2-1-17　胎心计数	耦合剂已经预热，防止您受凉 您现在听到的声音就是宝宝的心跳的声音，节律整齐
听诊完毕 告知数值	• 用纸巾擦净孕妇腹部及探头上的耦合剂 • 协助孕妇整理衣物(图2-1-18) 图2-1-18　整理衣裤	(护士，我正常吗) 宝宝的胎心率数值为×次/分，在正常范围内，请您放心。我帮您擦干净耦合剂，穿上衣服(好的，谢谢护士)
整理用物 洗手记录	• 协助孕妇取合适体位 • 清理用物 • 洗手 • 记录胎心数值于病历记录单上	用物按医用垃圾分类处理 帮助取正确体位。您感觉怎么样？(挺好的) 谢谢您的配合，您好好休息，有事请按呼叫器

▶ **任务评价**

 多普勒听胎心技术评价表

模块二　孕产妇护理技术

问题探究

1. 正常胎心率是多少?胎心听诊可以只听15秒吗?

答:正常胎心率范围为110~160次/分,听诊时间应为1分钟。

测试题

2. 如何确定胎心听诊部位?

答:四步触诊法确定胎背位置,胎心音多在胎背侧听诊最清楚。如为枕先露时,胎心音在孕妇脐左(右)下方听诊;臀先露时,胎心音在孕妇脐左(右)上方听诊;肩先露时,胎心音在脐部下方听得清楚;横位时,胎心音在脐上、下方听诊。

职业精神

守初心,担使命

任务五 胎心电子监护技术

目的

1. 连续观察胎心基线率水平,胎心基线变异及其与胎动、宫缩的关系。
2. 预测胎儿在宫内的储备能力。
3. 了解宫缩的变化。

准备

1. **护士准备** 着装规范,洗手,冬天应将手预热。评估孕妇情况,如孕周、孕期检查资料、产程进展等。

2. **孕妇准备** 孕妇排空膀胱后,协助其取仰卧屈膝位,头部稍垫高,暴露腹部。

3. **用物准备** 检查床(椅子)、幕帘或屏风、胎心监护仪(校对时间)、耦合剂、手消毒液、腹带、纸巾、笔、胎心监护记录单等(图2-1-19)。

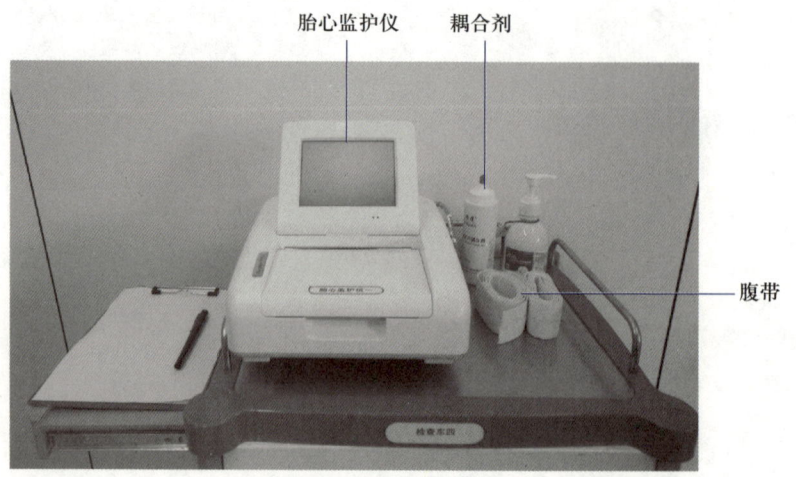

图 2-1-19 物品准备

4. 环境准备 安静整洁,室内温度 20~22℃,湿度 50%~60%,光线适中,注意保护孕妇隐私,拉好幕帘或屏风遮挡。

▶ **实施**

胎心电子监护技术操作视频

操作步骤见表 2-1-6。

表 2-1-6 胎儿电子监护技术操作步骤

操作流程	操作步骤	沟通与说明
核对信息	• 核对床号、姓名、腕带	您好,我是您的责任护士×××,请问您叫什么名字?(我叫×××),让我核对您的腕带信息
问询	• 面对孕妇,目光平视	您有不适感觉吗?(没有) 您现在多少周了?(×周) 宝宝胎动正常吗?(正常)
解释	• 向孕妇或家属解释操作目的	为了监测宝宝胎心是否正常,了解宝宝在宫内的储备情况,一会儿给您做胎心监护,大概需要20分钟。请您排空小便,稍等一会,我去准备一下用物
再次核对 安置体位	• 拉上幕帘或屏风 • 协助病人取舒适卧位(半卧位、侧卧位或者坐位)(图 2-1-20) 图 2-1-20 摆体位 • 暴露腹部,腹肌放松(图 2-1-21) 图 2-1-21 暴露检测部位	您是×××女士吧,(嗯,是的)现在我给您把幕帘拉上,做胎心监护。请您平躺下,露出腹部,两腿稍屈一下,对的,就是这样

续表

操作流程	操作步骤	沟通与说明
再次核对 安置体位	• 仪器置于孕妇右侧,接通电源(图 2-1-22) 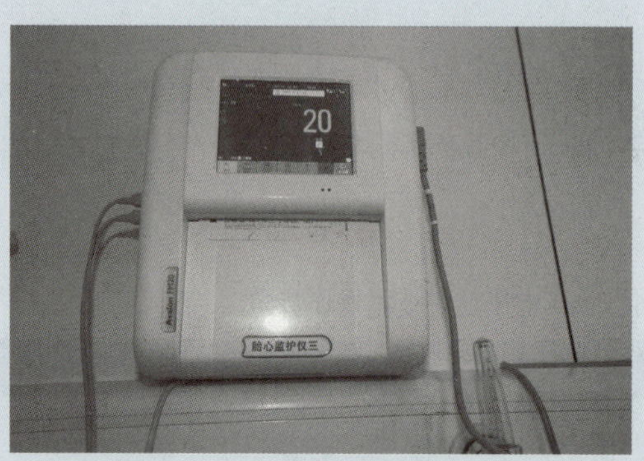 图 2-1-22　接通电源	
检查者体位	• 站在孕妇右侧	您好,咱们现在开始进行检查,请您配合一下。(好的,谢谢)
明确位置	• 用四步触诊法确定宫底及胎背位置	我已经洗好了手,手也已经暖好了。我尽量手法轻柔些,有什么不适,请您告诉我。(嗯,行的)。宝宝目前是头位,胎背位置在您腹壁左侧
固定探头	• 胎心探头涂耦合剂→于胎心最强处→松紧带绕腹一周固定探头(图 2-1-23) 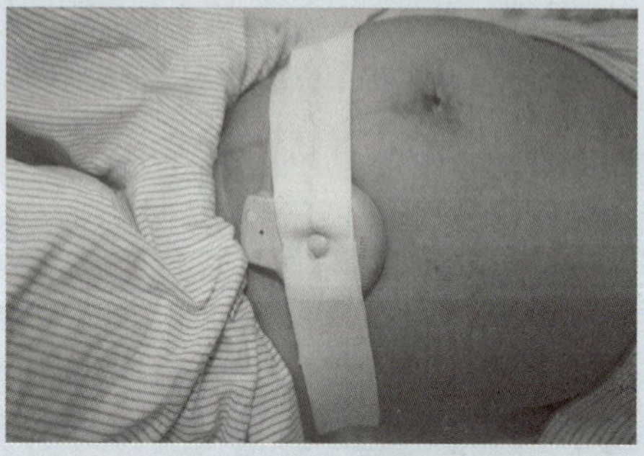 图 2-1-23　固定胎心探头 • 将宫缩探头置于子宫底部→固定探头(图 2-1-24) 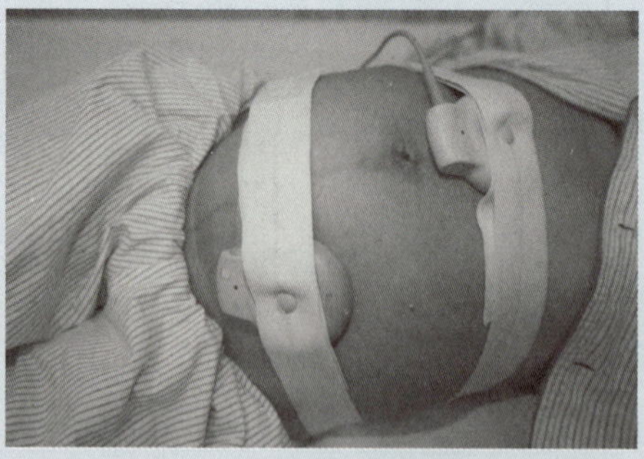 图 2-1-24　固定宫缩探头 • 将胎动按钮交给孕妇	我现在把胎心和宫缩的探头给您固定上,这个松紧度感觉可以吗？(嗯,可以)这是胎动探头,如果宝宝动了,就请您按一下按钮,如果宝宝连续胎动,5 分钟内按一次即可。(好的,谢谢)

续表

操作流程	操作步骤	沟通与说明
监护过程	• 打开监护开关,在宫缩间歇期将宫腔压力归零 • 打印走纸	从现在起监护20分钟,请您尽量不改变体位,如果有任何不适都可以按呼叫器。腹部给您盖上毛毯,别着凉。(好的,谢谢)
监测完毕告知数值	• 观察胎心与宫缩、胎动的关系(图2-1-25) 图2-1-25 观察监护记录 • 停纸,取下监护探头,断开电源 • 用纸巾擦净孕妇腹部及探头上的耦合剂	×××女士,谢谢您的配合,现在监护已经做完了。(护士,我正常吗)宝宝的胎心率基线数值为143次/分,在正常范围内。我现在把监护记录纸交给医生,医生分析之后,会告诉您结果的。(好的,谢谢护士)
安置体位整理用物	• 协助孕妇取舒适体位 • 清理用物 • 洗手,在胎心监护记录单上记录	用物按医用垃圾分类处理 帮助取正确体位。您感觉怎么样?(挺好的)谢谢您的配合,您好好休息,有事请按呼叫器

▶ 任务评价

胎心电子监护技术评价表

▶ 问题探究

1. 胎心基线率水平的判读?

答:(1) 正常胎心基线范围　110~160次/分。

(2) 胎儿心动过速　胎心基线>160次/分,持续≥10分钟。

(3) 胎儿心动过缓　胎心基线<110次/分,持续≥10分钟。

2. 胎心监护过程中有什么注意事项?

答:(1) 监测前检查监护仪运行是否正常,时间是否准确,宫腔压力探头是否归零。操作前提醒孕妇排空膀胱。

(2) 操作时注意孕妇保暖和保护隐私。

(3) 教会孕妇自觉胎动时按胎动机按钮的方法,注意孕妇是否及时按压按钮。

(4) 监护过程中应关注胎心率的变化,注意仪器走纸是否正常,图纸描记线是否连续。

(5) 注意孕妇有无不适,有无翻身,探头是否脱落及腹带松紧如何等。

3. 胎心率减速有哪几种类型？

答：(1) 早期减速：胎心减速几乎与宫缩同时开始，胎心率最低点在宫缩的高峰，续时间短，恢复快。一般发生在第一产程后期，宫缩时胎头受压引起。

测试题

(2) 晚期减速：胎心率减速多在宫缩高峰后开始出现，下降缓慢。持续时间长，恢复缓慢。一般认为是胎盘功能不良、胎儿缺氧表现。

(3) 变异减速：胎心率变异形态不规则，减速与宫缩无恒定关系。持续时间长短不一，恢复迅速。一般认为宫缩时脐带受压兴奋迷走神经所致。

▶ 职业精神

红色传承——守护生命的铿锵玫瑰

任务六 胎动计数方法

▶ 目的

1. 了解胎动的多少、强弱，间接了解胎儿宫内的安危。
2. 依靠孕妇的自我监测尽早发现问题，减少风险。

▶ 准备

1. **护士准备** 衣帽整洁，七步洗手法洗手，戴口罩。评估孕妇情况，如孕周。
2. **孕妇准备** 孕周28周及以上，取舒适体位。
3. **用物准备** 手表、记录单、笔（图2-1-26）。

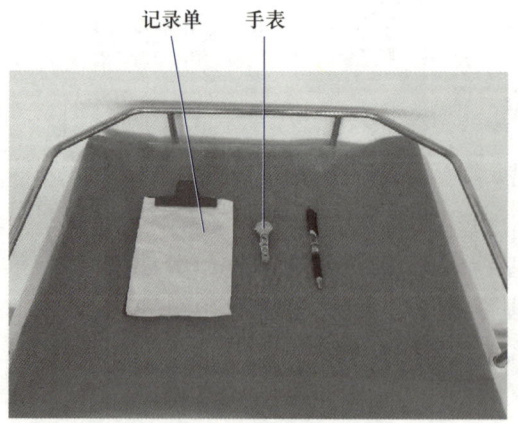

图 2-1-26 用物准备

4. **环境准备** 环境安静整洁，光线明亮，温度适宜。

▶ 实施

胎动计数方法操作视频

操作步骤见表 2-1-7。

表 2-1-7 胎动计数方法操作步骤

操作流程	操作步骤	沟通与说明
核对信息	• 核对床号、姓名、腕带	您好,我是您的责任护士××,请问您叫什么名字?(我叫×××),让我核对您的腕带信息
问询	• 面对孕妇,目光平视	您有不适感觉吗?(没有) 您现在多少周了?(×周) 宝宝胎动正常吗?(正常)
解释	• 向孕妇或家属解释操作目的	胎动次数与宝宝在子宫内安危密切相关,胎动过度频繁或者减少都可能是胎儿宫内缺氧的表现。今天咱们一起学习胎动计数方法。(好的,谢谢)
再次核对 安置体位	• 协助孕妇取舒适的坐位或卧位,着宽松衣服	您是×××女士吧,现在学习胎动计数,这样坐着舒服吗?(可以)。 在数胎动时,应选择安静环境、舒适体位,静下心专心体会胎儿活动
播放音乐 指导计数	• 播放轻快音乐,促进宝宝胎动 • 指导孕妇正确计数方法(图 2-1-27) 图 2-1-27 计数胎动	胎动是从胎儿开始活动到停止算一次,其中连续活动也只算一次。 在早、中、晚各选择 1 小时作为计数胎动的时间,然后把 3 小时胎动次数相加乘以 4,即是 12 小时的胎动总数,正常应在 30 次以上
计数要求	• 讲解注意事项	如果在一段时间内出现以下情况均属于胎动异常,应引起您的特别的关注,及时就诊:① 胎动次数过于频繁或无间歇地躁动;② 胎动次数明显减少甚至停止,12 小时少于 10 次或减少 50% 是胎儿宫内缺氧的信号
健康宣教	• 解答疑问 • 提出要求	×××女士,胎动计数基本上就是这么操作的,您还有什么疑问吗?(没有了,谢谢护士!您告诉我的事情我都记下了,我会定时数胎动的) 谢谢您的配合,您好好休息,有事请按呼叫器
整理记录	• 协助孕妇取合适体位 • 洗手,记录	在记录单上记录

任务评价

 胎动计数方法评价表

问题探究

1. 为什么要计数胎动？

答：胎动是宝宝 24 小时不间断地发送信号给孕妇，孕妇可以根据胎动情况感受胎宝宝在宫内是否安好。与 B 超、胎心监护相比，计数胎动能持久、连续地监测胎儿情况。

2. 如何计数胎动？

答：(1) 固定时间法　在早、中、晚各选择 1 小时作为计数胎动的时间，最好是固定时间、同等状态下（如同为饭前或同为饭后），采取侧卧位或是半坐位计数胎动。最后把 3 小时胎动次数相加乘以 4，即是 12 小时的胎动总数。正常情况胎动 1 小时为 3~5 次，12 小时胎动次数应在 30 次以上。我国临床一直推荐此方法。

(2) "数十法"　孕妇每天进行一次胎动计数，记录 10 次胎动所需的时间，一般要在胎动较频繁的时间段进行。绝大多数孕妇的胎动在 2 小时内均可达到 10 次及以上，该方法在国外应用最为广泛。

3. 怎样算是胎动异常？

答：如果在一段时间内出现以下情况均属于胎动异常，应引起孕妇特别的关注，及时就诊。

(1) 胎动次数过于频繁或无间歇地躁动。

(2) 胎动次数明显减少甚至停止；12 小时胎动次数少于 10 次或减少 50% 是胎儿宫内缺氧的信号。

测试题

职业精神

 平凡微光里的医者仁心

任务七　产前运动指导

目的

1. 指导孕妇掌握正确的运动方法。
2. 利于分娩顺利进行。
3. 有助于产后身体快速恢复。

准备

1. **护士准备**　衣帽整洁，七步洗手法洗手。评估孕妇情况，如孕周、孕期检查资料等。
2. **孕妇准备**　进食后 1 小时，排空膀胱，着宽松衣服。
3. **用物准备**　椅子、硬板床、软垫（图 2-1-28）。
4. **环境准备**　室内光线明亮，温度适宜，空气流通。

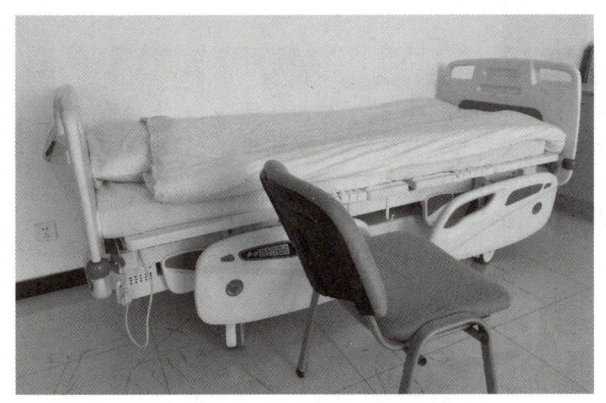

图 2-1-28 用物准备

▶ 实施

产前运动指导操作视频

操作步骤见表 2-1-8。

表 2-1-8 产前运动指导操作步骤

操作流程	操作步骤	沟通与说明
核对信息	• 核对床号、姓名、腕带	您好,我是您的责任护士××,请问您叫什么名字?(我叫×××),让我核对您的腕带信息
问询	• 面对孕妇,目光平视	您现在感觉怎么样?(挺好的) 您现在多少周了?(×周) 宝宝胎动正常吗?(正常)
解释	• 向孕妇或家属解释操作目的	今天咱们一起学习产前运动。正确的产前运动可以帮助您肌肉伸展,利于分娩顺利进行,也有利于产后身体恢复。现在请您排空小便,然后开始学习。(好的,谢谢)
腿部运动	• 以手扶椅背,左腿固定,右腿做 360° 转动划圈,做毕还原,换腿继续重复此动作(图 2-1-29)	这个动作的作用是增强骨盆肌肉的强韧度,增加会阴部肌肉的伸展性。 请您跟着我一起做,如果有任何不适,请及时告诉我。(好的,护士)

图 2-1-29 腿部运动

模块二 孕产妇护理技术

续表

操作流程	操作步骤	沟通与说明
腰部运动	• 手扶椅背,慢慢吸气,同时手背用力,使身体重心集中于椅背上,脚尖立起使身体抬高,腰部伸直后使下腹部紧靠椅背,然后慢慢呼气的同时,手背放松,脚还原(图 2-1-30) 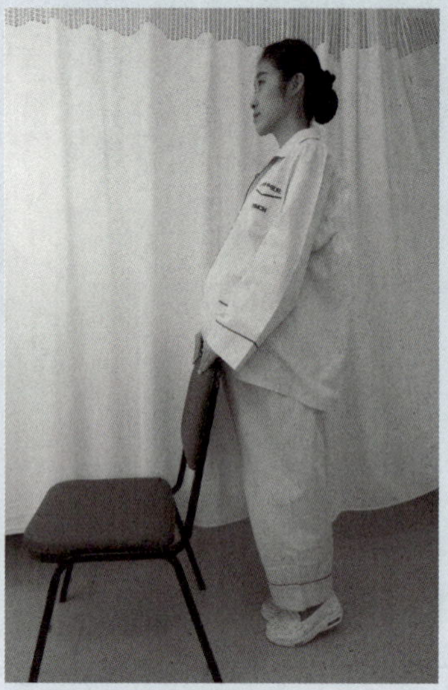 图 2-1-30　腰部运动	这个动作的作用在于减轻腰背部疼痛,并可在分娩时增加腹压及会阴部肌肉的伸展性 您注意稳住重心,不要摔倒(明白了)
盘腿坐式	• 平坐于床上,两小腿平行交接,一前一后,两膝远远分开,注意两小腿不可重叠(图 2-1-31) 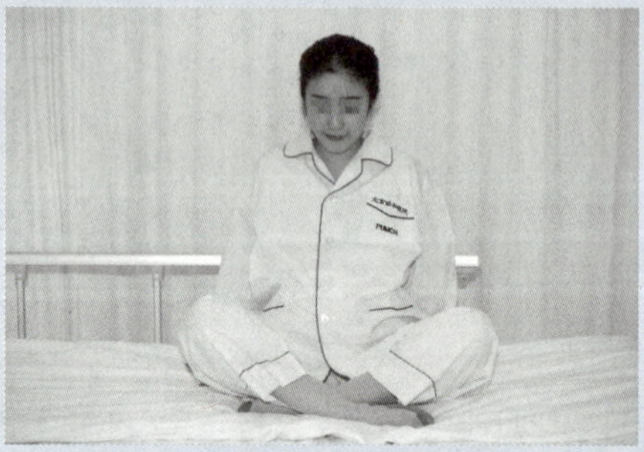 图 2-1-31　盘腿坐式	这个动作的作用是强化腹股沟肌肉及关节处韧带的张力,预防妊娠末期膨大子宫的压力所产生的痉挛或抽筋;伸展会阴部肌肉。您可以在看电视或聊天时采取此姿势(好的,护士)
盘坐运动	• 平坐于床上,将两跖骨并拢,两膝分开,两手轻放于两膝上,然后用手臂力量,将把膝盖慢慢压下,配合深呼吸运动,再把手放开,持续 2~3 分钟(图 2-1-32) 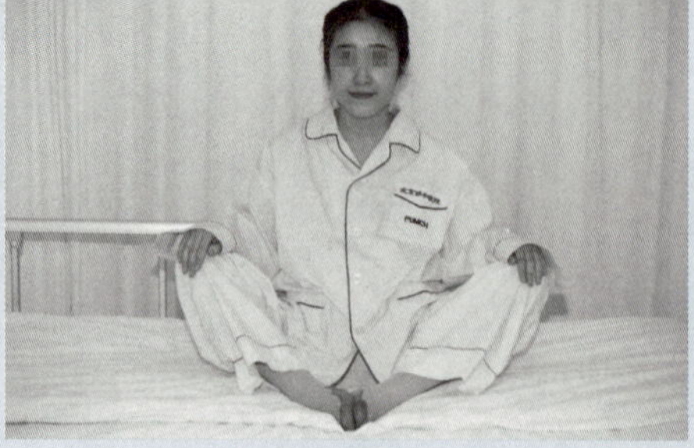 图 2-1-32　盘坐运动	这个动作的作用是加强小腿肌肉张力,避免腓肠肌痉挛。做时循序渐进,不要着急(谢谢)

操作流程	操作步骤	沟通与说明
骨盆与背摇摆运动	• 平躺仰卧，双腿屈曲，两腿分开与肩同宽，用足部和肩部的力量，将背部与臀部轻轻抬起，然后并拢双膝，收缩臀部肌肉，再分开双膝，将背部与臀部慢慢放下。重复运动5次（图2-1-33） 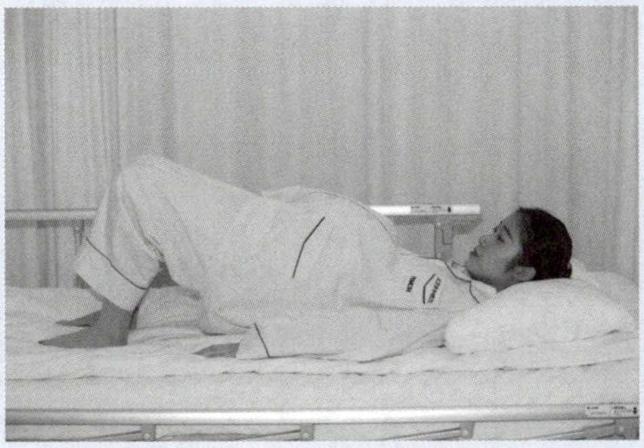	这个动作的作用是锻炼骨盆底及腰背部肌肉增加其韧性和张力。可以减轻腰背部酸痛，通常在怀孕6个月以后进行。您运动时注意动作要缓慢（明白了）
	图2-1-33 骨盆与背摇摆运动	
骨盆倾斜运动	• 孕妇双手和双膝支撑于床上，缓慢弓背，放松复原（图2-1-34）。取仰卧位，两手背沿肩部伸展，腿部屈膝，双脚支撑，缓慢抬高腰部，放松复原 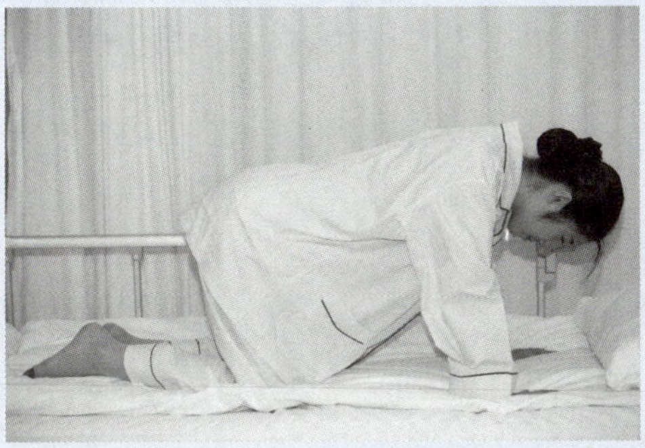	此项活动也可采取站立式进行。可以减轻腰背部酸痛，通常在怀孕6个月以后进行
	图2-1-34 骨盆倾斜运动	
脊柱伸展运动	• 平躺仰卧，双手抱住双膝关节下缘使双膝弯曲，头部与上肢向前伸展，使脊柱、背部至臀部肌肉弯曲呈弓字形，将头部与下巴贴近胸部，然后放松，恢复平躺姿势（图2-1-35） 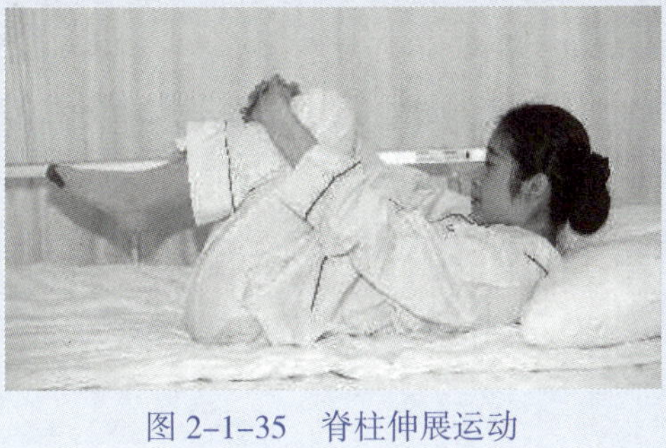	此项活动目的在于减轻腰背部酸痛，通常在怀孕6个月以后进行
	图2-1-35 脊柱伸展运动	

操作流程	操作步骤	沟通与说明
双腿抬高运动	• 平躺仰卧,双腿垂直抬高,足部抵住墙,每次持续3~5分钟(图2-1-36) 图2-1-36 双腿抬高运动	此项活动目的在于伸展脊椎骨,锻炼臀部肌肉张力,促进下肢血液循环
健康宣教	• 协助饮水、休息 • 宣教注意事项 • 洗手,记录	×××女士,谢谢您的配合,产前运动咱们就学完了。您学会了吗?(学会了,护士)做完运动,有什么不舒服的吗?(没有) 您喝点水,休息一会。平时在家就是按照这个办法进行运动,注意安全,不要摔倒。有任何不适就立即停止运动,及时就诊。如果有任何疑问随时可以咨询我们(谢谢护士!您告诉我的事情我都记下了,我会坚持做产前运动的)

▶ 任务评价

 产前运动指导评价表

▶ 问题探究

1. 产前运动的项目有哪些?

答:① 腿部运动;② 腰部运动;③ 盘腿坐式运动;④ 盘坐运动;⑤ 骨盆与背摇摆运动;⑥ 骨盆倾斜运动;⑦ 脊柱伸展运动;⑧ 双腿抬高运动。

2. 产前运动频率和持续时间的标准是什么?

答:无运动禁忌证的孕妇,妊娠期应每周进行5天,每次持续30分钟的中等强度运动。

3. 产前运动的注意事项有哪些?

 测试题

答:(1)当孕妇在运动过程中出现任何不适,都应停止活动并就医。必要时及时到医院就诊,如出现阴道流血、流液,胎动减少或规律宫缩等情况。

(2)建议选择空气流通的环境,运动时避免佩戴口罩,以免缺氧。

▶ 职业精神

 汶川地震中的最美护士

任务八 会阴按摩

▸ 目的

1. 增强会阴皮肤、肌肉的弹性。
2. 降低会阴侧切率。
3. 预防产后撕裂伤。
4. 帮助孕妇做好分娩的心理适应。

▸ 准备

1. **护士准备** 衣帽整洁,七步洗手法洗手,戴口罩,了解孕妇基本情况。
2. **孕妇准备** 了解操作目的;取舒适体位。
3. **用物准备** 会阴模型、润滑油、手消毒液(图2-1-37)。

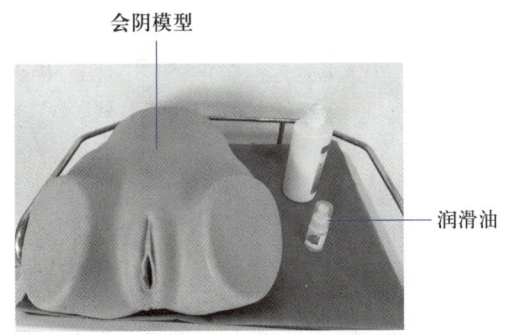

图 2-1-37 物品准备

4. **环境准备** 室内安静整洁,光线明亮,温度适宜。

▸ 实施

操作步骤见表2-1-9。

表 2-1-9 会阴按摩操作步骤

操作流程	操作步骤	沟通与说明
核对信息	• 核对床号、姓名、腕带	您好,我是您的责任护士××,请问您叫什么名字?(我叫×××),让我核对您的腕带信息
问问	• 面对孕妇,目光平视	您有不适感觉吗?(没有) 您现在多少周了?(×周)

模块二 孕产妇护理技术

续表

操作流程	操作步骤	沟通与说明
解释	• 向孕妇或家属解释操作目的	今天咱们一起学习会阴按摩的内容。会阴按摩就是对会阴部进行按摩。通过对会阴部皮肤肌肉组织的按压、拉伸来增强皮肤、肌肉的弹性,从而减少会阴部的损伤。由于准妈妈怀孕35周以后,身体会分泌一种增加会阴柔韧度的激素,因此一般建议准妈妈在怀孕35周以后开始进行会阴按摩,每周至少1次,每次10分钟。下面我们观看一下具体的操作步骤(好的,谢谢)
准备工作	• 沐浴(口述) • 剪指甲 • 洗手	首先,在会阴按摩之前,咱们先进行10分钟热水浴,有助于松弛会阴部的肌肉;其次,按摩前请务必修剪指甲,因为阴道内部和会阴周围的组织非常敏感,修剪指甲可以避免组织被划伤或造成其他不适;然后,使用香皂或洗手液仔细清洗双手,手上可能会有很多致病菌,仔细洗手可以避免阴道内组织被感染(好的)
安置体位	• 取舒适体位,身体放松	首先,请您找到一个舒服的姿势,就像我这样做,坐在床上,将枕头放在身后用于支撑你的身体,弯曲双膝,这样有助于放松肌肉。您学会了吗?(学会了,护士)
操作演示	• 涂润滑油 • 借助会阴模型,演示会阴按摩 按摩的方法: (1) 将双手拇指伸入阴道内约2.5 cm处,其他手指放于臀部。向下压向肛门和阴道壁两侧,将拇指保持在此处约1分钟。嘱患者保持均匀的呼吸,有效放松全身肌肉 (2) 轻轻按摩阴道的下半部。以U形运动来回往复,持续2~3分钟。	然后,咱们使用润滑油润滑拇指和会阴组织,推荐使用维生素E油、杏仁油或橄榄油。我借助会阴模型给您演示,请您跟着我一起做在这个过程中孕妇应保持均匀的呼吸,这样才能有效放松全身肌肉 请您重复以上两个动作,保证整个按摩过程持续10分钟。每天坚持做会阴按摩,持续数周后阴道口的弹性会有所增加 您学会了吗?(学会了,护士)
沐浴	• 按摩后,应及时淋浴清洗润滑剂	按摩后,应及时淋浴清洗润滑剂;沐浴时一定要注意安全
健康宣教	• 宣教注意事项	×××女士,会阴按摩的流程已经讲完了,您有什么疑问吗?(没有)您也可以请他人做会阴按摩,但是施行按摩的人应该是你亲密的伴侣或信任的临床医生,以保证按摩过程中你可以有效放松。另外,可以将您的按摩日记绘制成表格 还有什么需要帮助的吗?(没有了,谢谢)谢谢您的配合,您好好休息,有事请按呼叫器
整理记录	• 协助孕妇取合适体位 • 洗手记录	用物按医用垃圾分类处理

▶ 任务评价

 会阴按摩评价表

▶ 问题探究

1. 什么是会阴按摩,会阴按摩的时机是什么?

答:会阴按摩就是对会阴部进行按摩。通过对会阴部皮肤、肌肉组织的按压、拉伸来增强皮肤、肌肉的弹性,从而减少分娩时会阴部的损伤。

孕妇在怀孕 35 周以后,身体会分泌一种增加会阴柔韧度的激素,因此一般建议孕妇在怀孕 35 周以后开始进行会阴按摩,每周至少 1 次,每次 10 分钟左右。

2. 会阴按摩有哪些注意事项?

答:(1) 按摩从 35 周开始更安全。

(2) 可用按摩油,增加舒适度,比如天然无害的茶树油或橄榄油。

(3) 无论哪个手指,只要方便。

(4) 按摩不要用力过大。

(5) 不要按压尿道口方向,以免损伤尿道。

(6) 初产妇效果更好。

(7) 一般不会出现规律而强烈宫缩(除非宝宝自己想出来和您见面了)、破膜(阴道有水流出)、感染等不良反应。一旦出现上述情况及不适,立即停止操作,并及时去医院就诊。

 测试题

▶ 职业精神

 护理创新——源于问题的思考与实践

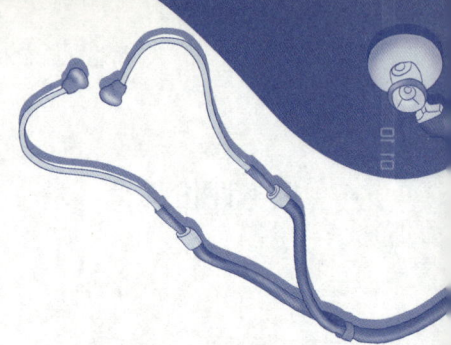

> 项目二

分娩期护理技术

学习目标

知识目标： 1. 掌握阴道检查的禁忌证、适应证及注意事项。
2. 掌握产前会阴清洁及消毒的注意事项。
3. 掌握各种待产体位及其注意事项。
4. 掌握非药物分娩减痛方法。
5. 掌握产台铺巾顺序、方法及所需器械。
6. 掌握接产技术的步骤及接产要领。
7. 掌握胎盘娩出的步骤和检查胎盘、胎膜是否完整的要领。
8. 掌握会阴切开缝合术的步骤和注意事项。
9. 掌握按摩子宫的手法和注意事项。
10. 掌握宫颈检查技术的步骤。

技能目标： 1. 熟练掌握阴道检查技术。
2. 熟练掌握产前会阴清洁与消毒技术。
3. 熟练掌握待产体位指导技术。
4. 熟练掌握非药物分娩减痛技术。
5. 熟练掌握铺产台技术。
6. 熟练掌握顺产接产技术。
7. 熟练识别胎盘剥离征象及助娩胎盘技术。
8. 熟练掌握会阴切开缝合术。
9. 熟练掌握（单手或双手）按摩子宫法。
10. 熟练掌握宫颈检查技术。

素养目标： 1. 具有吃苦耐劳的精神和保障母婴安全的工作理念。
2. 具有良好的职业道德，谨言慎行，忠于职守。
3. 具有良好的礼仪规范，行为举止符合礼仪要求。
4. 具有良好的护患沟通能力，与产妇沟通融洽。
5. 具有较强的人文关怀理念，对产妇关怀备至。

临床案例

雷××，29 岁，G_2P_0，孕 39 周。门诊护士送入产房，孕妇诉规律性下腹胀痛 2 小时余，阴道检查宫口开 3 cm,子宫颈管消退 70%,质软,S^{-2},宫缩 30 秒/(4~5)分钟,胎心 140 次/分。

孕妇孕早期伴有轻微恶心、呕吐等早孕反应,孕期否认药物、毒物、宠物及放射线接触史。停经 9$^+$ 周在本院建册产检,查优生五项、甲状腺功能、乙肝两对半、梅毒、艾滋病、肝肾功能、地中海贫血筛查、早期唐氏筛查、中期唐氏筛查、GBS 筛查、口服葡萄糖耐量试验(OGTT)均未见明显异常;超声查 NT、孕中期Ⅲ级及孕晚期Ⅱ级检查均未见明显异常。孕 5$^+$ 个月开始自觉胎动,活跃至今。孕期无头晕、眼花、胸闷、心悸、气促、呼吸困难、皮肤瘙痒、水肿等不适。孕妇近期精神、食欲、睡眠可,大小便正常,孕期体重增加 12 kg。

彩超显示:宫内妊娠,单活胎,头位,双顶径 88 mm,头围 330 mm,腹围 311 mm,股骨长 67 mm,胎儿体重 2 609 ± 381 g,羊水最深 34 mm,羊水指数 105 mm,脐动脉 S/D 2.58,胎盘后壁,胎盘成熟度Ⅱ级。

任务分析

1. 门诊护士交班产妇宫口开 3 cm,产房护士接班,初次接待产妇,仍应进行阴道检查,了解产妇现况。
2. 待产期间协助孕妇采取恰当、舒适的体位,以促进产程进展。
3. 待产期间产妇规律出现宫缩痛,可以使用非药物方法减轻病人痛苦。
4. 随着产程进展,宫口开全后要进行产前会阴清洁、消毒以及铺产台的准备工作,之后便准备接产。
5. 接产过程中,发现会阴体较紧,判断会出现严重的会阴撕裂,需要为产妇行会阴切开术,避免会阴严重裂伤。
6. 接产过程顺利,需及时娩出胎盘,检查胎盘、胎膜是否完整,避免发生残留,防止产后出血。
7. 胎盘娩出后,采用单手按摩法,必要时进行双手按摩法按摩子宫,促进产后子宫收缩、减少产后出血。
8. 接产完成,检查宫颈有无裂伤及裂伤程度。

任务一 阴道检查技术

▶ 目的

1. **评估宫颈**:了解子宫颈成熟度,完成 Bishop 评分(判断子宫颈成熟度),了解有无子宫颈水肿、子宫颈赘生物等。
2. **评估胎先露**:明确胎先露类型、胎先露下降程度、胎先露塑形情况、胎头俯屈程度、有无产瘤及产瘤大小、判断胎方位。
3. **评估产道**:检查软产道和骨产道,行骨盆内测量。
4. **评估胎膜**:了解前羊膜囊是否已破,有无脐带脱垂,羊水的颜色、性状、量及有无异味。
5. 动态评估产程的进展情况。

▶ 准备

1. **助产士准备** 衣帽整洁,修剪指甲,手要温暖,七步洗手法洗手,戴口罩。
2. **孕妇准备** 向孕妇解释,取得配合,排空膀胱,取舒适体位。
3. **用物准备** 处置车、医嘱卡、阴道检查包、液状石蜡、一次性垫巾、手消毒液、0.5% 碘伏消毒液、无菌持物筒、无菌持物钳、无菌手套(图 2-2-1)。

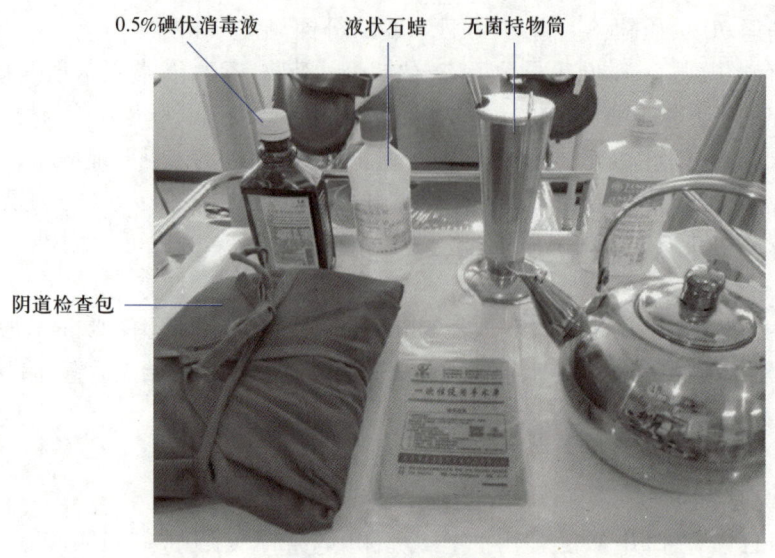

图 2-2-1 物品准备

4. 环境准备 室内空气清洁,光线明亮,温度适宜,保护隐私、符合无菌操作要求。

▶ **实施**

操作步骤见表 2-2-1。

表 2-2-1 阴道检查技术操作步骤

操作流程	操作步骤	沟通与说明
核对解释	• 核对床号、姓名、腕带,向孕妇或家属解释	您好,我是您的助产士小×,请问您叫什么名字?(我叫×××)我来核对您的腕带信息。 您现在感觉怎么样?(很疼) 现在几分钟疼一次,一次疼多久?(4~5 分钟,一次 30 秒左右) 您刚在门诊做过阴道检查,现在到产房了,为了更明确您现在的产程进展情况,我需要再阴道检查一次好吗?(好的) 我去准备用物,您稍等
安置体位	• 孕妇取截石位,暴露会阴部,臀下垫一次性垫巾	您是 ××× 女士吧,现在我准备给您检查,请您脱掉裤子并躺在妇检床上,我扶着您,您这样躺着舒服吗?(可以) 麻烦您抬起臀部,我给您垫张一次性垫巾(好的)
消毒会阴	• 持无菌持物钳夹取浸 0.5% 碘伏消毒液的纱布擦拭消毒外阴(外阴消毒顺序为:阴道前庭、双侧小阴唇、双侧大阴唇、阴阜、会阴体、肛门)	检查前我先给您消毒(好的)

续表

操作流程	操作步骤	沟通与说明
阴道检查	• 助产士右手戴好无菌手套,示指、中指蘸液状石蜡后轻轻进入阴道,嘱孕妇放松 • 探查宫颈情况:右手示指和中指沿阴道后壁伸入阴道,触诊了解宫颈位置、质地、宫颈管消退情况(图 2-2-2) 图 2-2-2　阴道检查评估宫口 • 若宫口已扩张,先触及胎儿的先露部,然后由中心向外摸清宫颈的边缘,再沿边缘画圈并分别触诊宫颈口 3、6、9、12 点位置以估计宫颈扩张的程度以及有无宫颈水肿、宫颈赘生物 • 探查先露部类型及胎先露位置:触诊时摸清胎先露类型,根据颅缝和囟门的位置确定头先露的胎方位,再以先露部骨质最低点与坐骨棘平面的距离来确定先露位置(图 2-2-3) 图 2-2-3　阴道检查评估胎先露 • 检查软产道:松紧度、长度,有无狭窄、瘢痕、肿块、畸形、阴道纵隔、阴道横隔等 • 检查骨产道:向后触及尾骨尖端,了解尾骨的活动度、骶骨弯曲度;再向两侧摸清坐骨棘,评估坐骨棘间径和坐骨切迹宽度 • 触诊过程中观察有无羊水流出,如有羊水流出需观察羊水性状、颜色、量、有无异味等,胎先露前方是否可触及搏动的条索状物	现在给您做阴道检查,请您深呼吸,放松,我会轻轻操作的(好的,谢谢)
整理记录	• 检查完毕后,脱去手套,撤出一次性垫巾,帮助孕妇整理衣服,协助孕妇取合适体位、告知检查结果 • 清理用物 • 洗手 • 记录	好了,已经检查完了,您现在子宫口开××cm,别紧张,我会和您一起迎接宝宝的到来

▸ 任务评价

阴道检查技术评价表

▸ 问题探究

1. 入产房后的待产期间,产房护士是否需要再为产妇实施阴道检查,为什么?

答:需要。因为阴道检查的适应证为:初次接触临产产妇,应行阴道检查以获取产妇基础信息;产程进展评估;产程进展不顺利时,采取干预措施并判断是否有效;出现胎心异常或阴道异常出血时查找原因。除此以外,阴道检查还适用于为妊娠女性进行产道检查。

测试题

2. 是否对所有的临产产妇都应实施阴道检查,该检查有没有禁忌证?

答:阴道检查有禁忌证。前置胎盘为阴道检查禁忌证。如前置胎盘病人确有检查必要,需在备血、完善剖宫产术前准备前提下进行。

▸ 职业精神

"手"当其冲,为生命护航

任务二　产前会阴清洁与消毒

▸ 目的

1. 避免阴道操作时造成产道逆行性感染。
2. 促进孕妇舒适。

▸ 准备

1. **助产士准备**　衣帽整洁,七步洗手法洗手,戴口罩。
2. **孕妇准备**　向产妇解释,取得配合。
3. **用物准备**　冲洗盘1个、500 ml水、水温39~41℃的水壶2个、无菌镊子4把、无菌罐2个(1个内盛10%~20%肥皂水纱布,1个内盛0.5%碘伏纱布)、无菌接生巾1包、一次性垫巾1块、弯盘2个。将物品放在治疗车上,同时车上可携带热水瓶和凉开水壶(图2-2-4)。
4. **环境准备**　室温26~28℃,保护隐私。

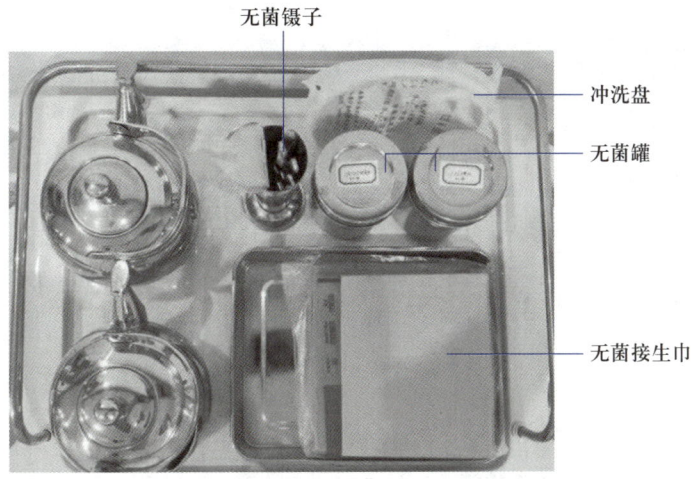

图 2-2-4 产前会阴清洁与消毒物品准备

▶ 实施

产前会阴清洁与消毒操作视频

操作步骤见表 2-2-2。

表 2-2-2 产前会阴清洁与消毒操作步骤

操作流程	操作步骤	沟通与说明
核对解释	• 核对床号、姓名、腕带,向产妇或家属解释	您好,我是您的助产士小×,请问您叫什么名字?(我叫×××) 让我核对您的腕带信息。现在我们准备迎接宝宝的到来,我先给您做会阴清洁消毒,您配合一下好吗?(好的)
安置体位	• 协助孕妇取膀胱截石位,充分暴露外阴部,拆开产台,操作人员站在床尾部或孕妇右侧 • 垫好一次性垫巾,将产床床尾调节成稍向下倾斜的位置,将孕妇腰下的衣服向上拉,以免冲洗时打湿上衣	请您平躺,我摇高床头,您将双脚踩在踏板上(好的)再麻烦您稍抬下臀部,我垫一个一次性垫巾在您臀下
冲洗会阴	• 左手提冲洗壶,冲洗前操作者可将水倒在手腕部试温,以免因水过热造成烫伤或因水温偏凉致孕妇不舒适。将少量温水冲向会阴,询问孕妇温度是否适宜,再给孕妇冲洗 • 右手持无菌镊子(第一把)夹取无菌干燥大棉球堵住外阴口 • 用无菌镊子夹取肥皂水纱布一块,按自上而下、先中间后周围擦洗外阴,擦洗顺序:两侧小阴唇→两侧大阴唇→阴阜→腹股沟→两侧大腿内上 1/3→会阴体→两侧臀部(图 2-2-5)	我现在用温水为您冲洗会阴,您试试水温合适吗?(好的)

操作流程	操作步骤	沟通与说明
冲洗会阴	图 2-2-5 冲洗会阴 • 左手持冲洗壶温开水由上至下、由外至内冲净肥皂液，用过的纱布放至弯盘内 • 同法用另一块肥皂水纱布擦洗外阴，擦洗顺序：两侧小阴唇→两侧大阴唇→阴阜→腹股沟→两侧大腿内上 1/3 →会阴体→两侧臀部→肛周→肛门，擦洗时稍用力，每个部位应重复数次 • 更换无菌镊子(第二把)取干棉球按上述顺序边冲洗边擦净肥皂迹。取出堵在阴道外口的大棉球 • 更换无菌镊子(第三把)夹取干棉球按上述冲洗顺序擦干外阴，注意避开肛门	
消毒会阴	• 消毒会阴部的方法是持无菌镊子，夹取 0.5% 碘伏纱布一块，擦洗外阴一遍(图 2-2-6)。顺序是尿道口→阴道口→两侧小阴唇→两侧大阴唇→阴阜→腹股沟→两侧大腿内上 1/3 →会阴体→两侧臀部→肛门，消毒时不要超出肥皂擦洗清洁的范围 图 2-2-6 消毒会阴	现在开始消毒了
撤垫铺巾	• 撤掉一次性垫巾，铺无菌巾于臀下	好了，消毒完了，请您再抬起臀部，我给您铺无菌巾
整理记录	• 整理用物 • 洗手 • 记录	

▶ **任务评价**

产前会清洁与消毒评价表

▶ 问题探究

1. 产妇什么时间可以实施产前会阴清洁与消毒操作,初产妇和经产妇在时间尚有什么不同?

答:初产妇宫口开全时,为其实施产前会阴清洁与消毒操作;经产妇宫口扩张4cm且宫缩较为规律时,为其实施产前会阴清洁与消毒操作。

2. 在实施产前会阴清洁和消毒的过程中,产房护士应注意观察产妇哪些情况?

答:操作中要注意观察产妇的反应和面色,观察产程进展,与产妇交流,询问产妇感受,发现异常应及时报告医师;应注意保暖和遮挡,尊重和关爱产妇。

测试题

▶ 职业精神

守护生命,从"手"做起——七步洗手法

任务三 待产体位指导

▶ 目的

1. 利用重力作用,加快胎先露下降及子宫收缩,促进产程进展。
2. 使胎儿入盆达到最佳角度,有利于胎儿与骨盆的密切衔接。
3. 减轻孕妇疼痛。
4. 改善胎儿缺氧。

▶ 准备

1. **助产士准备** 衣帽整洁。
2. **孕妇准备** 向孕妇解释,取得配合,排空膀胱。
3. **用物准备** 助步车、分娩椅、分娩球、扶栏、靠垫、抱枕、瑜伽垫、多功能产床、胎心监护仪、氧源(图2-2-7)。

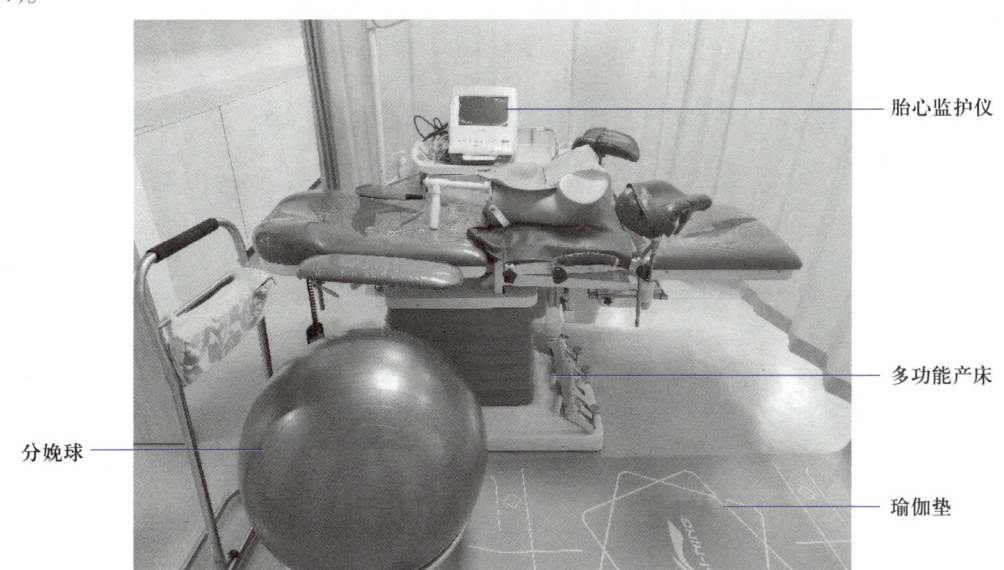

图2-2-7 待产体位指导用物准备

模块二 孕产妇护理技术

4. **环境准备** 室温26~28℃,温馨舒适,保护隐私。

实施

 待产体位指导技术操作视频

操作步骤见表2-2-3。

表2-2-3 待产体位指导技术操作步骤

操作流程	操作步骤	沟通与说明
核对解释	• 核对床号、姓名、腕带,向产妇或家属解释	您好,我是您的助产士小×,请问您叫什么名字?(我叫×××) 我来核对您的腕带信息。您现在感觉怎么样?(很痛) 距离宫口开全还有一段时间,我们可以采取一些措施促进进展(好的)
选择体位	• 根据宫口开大情况及胎方位,建议并协助孕妇采取舒适的最佳体位 • 仰卧位:助产士协助孕妇平卧于床上,双腿屈曲,脚放在床上,上身稍抬起或平卧 • 侧俯卧位:孕妇侧卧,身体下方的手臂置于身体前面或后面,上面腿屈曲,下面腿伸直,身体部分向前,用一个软枕支撑,加好床挡 • 坐位:护士协助孕妇坐于床边或坐在椅子上,两腿分开,双手抱住靠背。也可盘腿坐,上身前倾,双手放在膝盖上 • 蹲位:让孕妇双手扶住床沿,双脚分开,蹲在地上,也可重复站立和下蹲的动作 • 前倾坐位:让孕妇坐于床边或站立,上身前倾,双臂放在支撑架上;也可反坐于椅子上,上身前倾趴在椅背上 • 站立前倾位:产妇站立,身体前倾,趴在陪人身上、较高的床上、放在床上的分娩球上、扶手或柜台上 • 手膝位:助产士帮助孕妇跪于垫子上,大腿与床面垂直,双腿分开与肩同宽,身体向前趴,用双膝及双手掌或拳头支撑身体,若孕妇手部劳累,可趴在枕头、分娩球或椅子上 • 坐立位:助产士协助孕妇坐于分娩球上,双腿分开,上身与水平面呈90°,可以左右摇摆 • 侧卧位:助产士指导孕妇侧卧于床上,屈髋屈膝,双小腿间放个枕头或上面腿抬高支撑架支撑或手抱住大腿靠近臀部的地方,后背垫软枕,加好床挡 • 站立位:指导孕妇手扶栏杆,双脚分开,与肩同宽,骨盆顺时针或逆时针或任意画圈缓慢摇晃骨盆	因为您和宝宝的情况很好,没有什么并发症或其他特殊情况,所以您可以尝试很多种体位,您现在想站着还是坐着?当然也可以躺着。但是您如果不那么劳累,我建议您尽量避免一直躺着,站、坐、跪着都行(站着吧) 非常好,那我们可以用手扶着墙上的栏杆,双脚分开,与肩同宽,顺时针或逆时针或任意画圈缓慢摇晃骨盆,这时候宝宝爸爸可以按摩您的腰骶部或臀部。您现在感觉怎么样?(舒服点了)您想吃东西或者喝水都可以(好的,谢谢) 如果您站累了也可以尝试坐分娩球或者躺着(暂时还可以) 注意: 1. 专人守护,提供支持工具、协助孕妇保持身体平衡 2. 鼓励进食、进水,但不能过量,每1~2 h鼓励产妇解小便一次 3. 及时询问产妇的感受,评估胎心和宫缩,必要时行阴道检查发现异常及时报告医生并处理 4. 及时向产妇家属讲解产程进展 5. 观察有无头晕、恶心、呕吐等,防止跌倒
准备接生	初产妇胎头拨露3~4cm,经产妇宫口近开全后准备接生	

任务评价

 待产体位指导技术评价表

问题探究

1. 传统助产方法中,产妇分娩体位为平卧位(截石位),该体位的优缺点是什么?

答:该分娩体位的优点是方便医护人员观察和操作,如进行阴道检查、会阴切开、负压吸引及产钳助产等;缺点是由于产妇长时间仰卧,易发生仰卧位低血压综合征,导致子宫胎盘灌流减少、胎儿宫内窘迫。

2. 自由体位的适应证和禁忌证?

答:适应证包括:单胎头位,头盆相称;胎心正常,无高危因素;破膜,胎头已入盆、固定;孕妇及家属自愿配合。禁忌证主要有:头盆异常情况;产前出血;有妊娠合并症,如高血压、心脏病等。

 测试题

职业精神

 一切以患者为中心

任务四 非药物分娩减痛技术

目的

应用非药物分娩镇痛方法,减轻分娩疼痛不适。

准备

1. **助产士准备** 衣帽整洁,七步洗手法洗手,戴口罩。
2. **孕妇准备** 评估孕妇生命体征、胎心、宫缩、产痛等情况。
3. **用物准备** 按摩器具、沐浴设备、体位支持工具、黄(绿)豆袋、保鲜袋、一次性垫单、微波炉、疼痛评估表(图 2-2-8)。

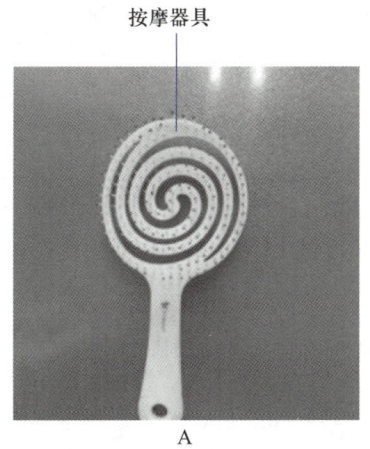

A

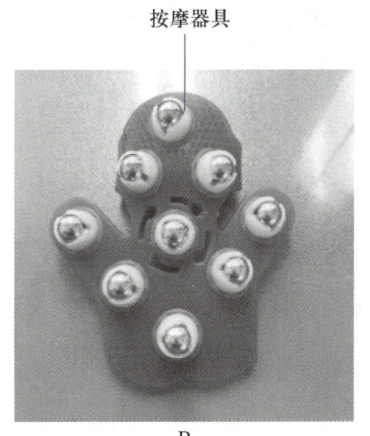

B

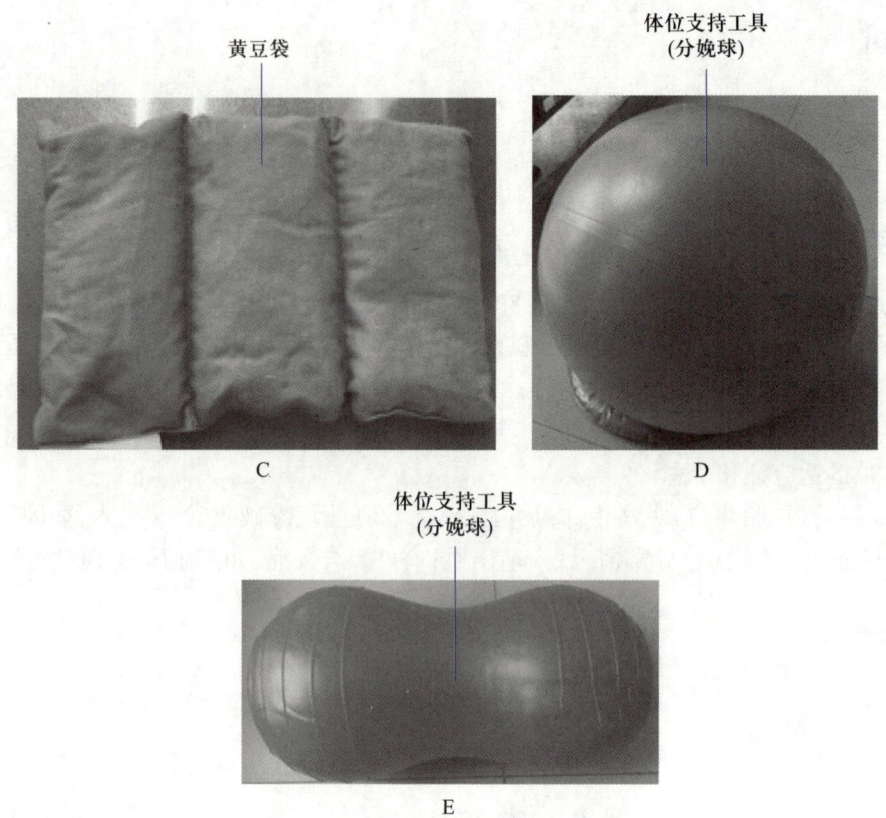

图 2-2-8 非药物分娩减痛用物准备

4. 环境准备 室温 26~28℃,环境安全舒适、注意保护隐私。

▶ **实施**

非药物分娩减痛技术操作视频

操作步骤见表 2-2-4。

表 2-2-4 非药物分娩减痛操作步骤

操作流程	操作步骤	沟通与说明
核对解释	• 核对床号、姓名、腕带,向产妇或家属解释	您好,我是护士小×,请问您叫什么名字?(我叫×××)我来核对您的腕带信息,您现在感觉怎么样?(越来越痛)有一些方法可以缓解疼痛,您愿意试一试吗?(愿意)
疼痛评估	• 采用疼痛评估表评估孕妇疼痛	您现在疼痛从 0~10 分,您觉得是几分?(×分) 好的,请您先找到您认为最舒服的体位,坐着、躺着、站着或者跪着都行(坐着)
安置体位	• 协助孕妇取舒适体位,并给予支撑	请您扶好扶手

续表

操作流程	操作步骤	沟通与说明
减痛指导	• 拉玛泽呼吸减痛法 (1) 廓清式呼吸：指导孕妇眼睛注视一个焦点，用鼻子慢慢吸气至腹部膨胀，坚持 5~8 秒，然后用嘴唇像吹蜡烛一样慢慢呼气，在 5~8 秒内吐完 (2) 胸式呼吸：较快速的呼吸运动，适用于宫口开大 2~3 cm 时，眼睛注视一定点，由鼻子吸气，由口吐气，腹部保持放松，每分钟 6~9 次吸气和吐气，每次速度平稳，吸呼气量均匀 (3) 浅而慢加速呼吸：适用于宫口开大 4~8 cm，产痛较重时。由鼻子吸气，由口吐气，随着子宫收缩增强而加速，随其减弱而减缓 (4) 浅的呼吸：当宫缩强且频率高，宫口开大 8~10 cm 时，微张嘴吸吐(发出嘻嘻嘻音)，保持高位呼吸，在喉咙处发音，呼吸速度依子宫强度调整，吸及吐的气量一样，避免换气过度，连续 4~6 个快速吸吐再大力吐气，重复至子宫收缩结束 (5) 哈气运动：用于宫口未开全而有强烈便意感时，以及当胎头接近娩出时，嘴巴张开，像喘息式的急促呼吸 • 热敷：① 把黄豆/绿豆袋放置微波炉中加热 3 分钟；② 取出摊开于桌面，测试温度以手背感觉不烫为宜；③ 根据孕妇需求，用保鲜袋、干毛巾包裹黄/绿豆袋放置孕妇腰骶部、肩部、大腿或会阴部；④ 协助孕产妇处于舒适体位 • 按摩：指导陪产者(丈夫最佳)使用轻抚、摩擦或者揉捏或借助按摩工具的方式按摩孕妇的颈部、肩膀、后背、大腿、四肢、腰骶部 • 分娩球：① 讲解及示范使用分娩球以给予孕妇清晰指导；② 协助孕妇坐于分娩球上，双手支撑于床边或椅背，可上下轻微弹动；③ 陪产者给予背部或腰骶部按摩 • 经皮神经电刺激：① 安装新电池，连接导线，于病人背部贴好贴片；② 顺时针开启机器上方旋钮开启电源；③ 按"MODE"键选择治疗模式；④ 按"+"键调节治疗时间(连续)；⑤ 按"SET"键确认开始治疗；⑥ 顺时针旋动旋钮，调节电流大小以病人能耐受为度 • 自由体位：让产妇选择自己舒适的体位，坐、站、跪、走动、晃动身体等 • 沐浴：指导孕妇站立或坐着，调至适宜水温，水直接喷淋在孕妇想喷淋的部位 • 盆浴：浴盆装入高位温热水，水深达孕妇肩部，水温与孕妇体温一致，孕妇坐、跪或斜靠其中。水温不能超过 37 ℃，水温过热可导致孕妇体温升高而造成胎儿心动过速	我先放点轻柔音乐帮助您放松，可以吗？(可以) 您可以先按自身感到适合的方式呼吸，尽可能深而慢吸气和吐气，避免过度过快的呼吸。肌肉放松。利用意念想象，跟我一起做深、慢的呼吸，感觉自己像花一样在慢慢地绽放，宫口在慢慢开大
疼痛评估	• 再次采用疼痛评估表评估孕妇疼痛	您现在疼痛 0~10 分是几分
整理记录	• 协助产妇取合适体位 • 清理用物 • 洗手 • 记录	

模块二 孕产妇护理技术

▶ 任务评价

非药物分娩减痛技术评价表

▶ 问题探究

1. 非药物分娩减痛技术的适应证和禁忌证？

答：非药物分娩减痛技术适应证主要为选择阴道分娩的产妇临产后，依据自身意愿采用不同的非药物分娩镇痛方法。非药物分娩减痛技术禁忌证包括产妇病情严重限制活动者或者有其他医学情况需要特殊处理者。

2. 产妇选择尝试使用分娩球以减轻分娩疼痛不适，在其后的产程观察和交流过程中，产房护士应注意哪些问题？

答：(1) 确保分娩球是否清洁、稳固、安全。

(2) 密切观察产妇的非语言行为，及时调整或挪动分娩球。

(3) 尊重产妇的体位选择和需求，帮助产妇发现自己的分娩本能，按产妇的要求更换舒适的体位。体位变化后，要及时评估胎心和宫缩情况。

(4) 如产妇出现心悸、不规则腹痛、异常出血或胎心异常等情况，协助产妇取侧卧休息，评估产妇情况，及时报告医生。

3. 针对不同产程阶段的临床表现，应如何选择各种非药物镇痛方法？

答：(1) 临床前期，产妇主要表现为不规则性宫缩，腰酸痛，尿频，便秘，胃肠道不适等；此期主要是放松活动，情绪调整，保证睡眠和饮食，转移注意力。

(2) 第一产程阶段，产妇的产痛的范围在下腹部至股上部之间，局部定位不明确，多伴有不适感；此期主要通过放松、活动、转移注意力、音乐、按摩、经皮神经电刺激的方法，减轻疼痛不适感。

测试题

(3) 第二产程阶段，产妇的疼痛以阴道会阴伸展受压而致的疼痛为主，加上盆内组织扩张牵拉甚至断裂所造成的疼痛，此时的疼痛往往被强烈的排便感所掩盖；此期可通过自由体位活动、呼吸技巧、会阴及腰骶部热敷来缓解疼痛。

(4) 第三产程阶段，由于会阴部牵拉消失，产妇的疼痛明显减轻；此期应早接触、早吸吮，局部伤口冷敷等。

▶ 职业精神

国医济世，德术并彰

任务五 铺 产 台

▶ 目的

便于无菌技术的实施，减少产妇及新生儿的感染机会。

▶ 准备

1. **护士准备** 穿刷手衣，戴口罩、帽子，外科手消毒。

2. **产妇准备** 向产妇讲解目的,取得产妇配合。

3. **用物准备** 产包1个,内有外包布1块、内包布1块、洞巾1块、接生巾4~6块、腿套1双、隔离衣/手术衣1件、计血器1个、血管钳3把(2把弯钳、1把直钳)、持针钳1把、剪刀2把(1把侧切剪、1把弯剪)、镊子3把(1把有齿镊、2把无齿镊)、卵圆钳3把(均为无齿卵圆钳)、宫颈钳1把、刮匙1把、阴道拉钩1对、敷料碗2个、尺子1把(图2-2-9)。

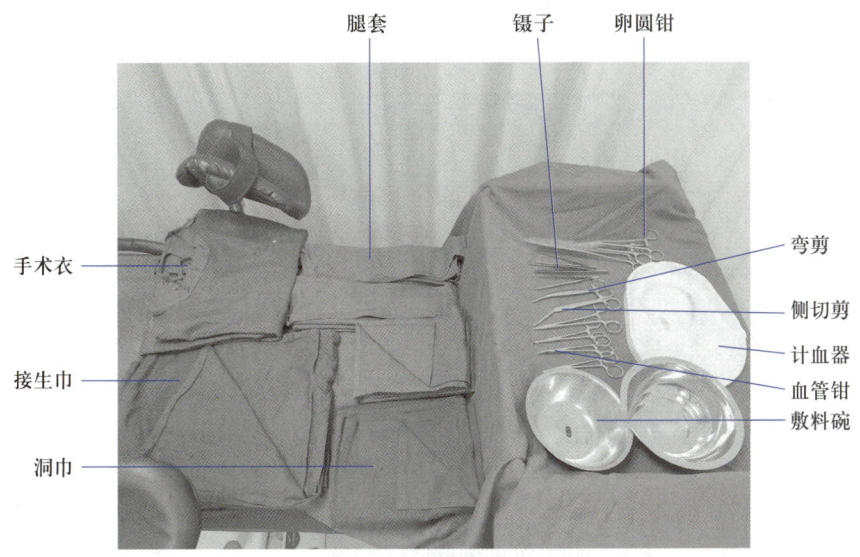

图 2-2-9 铺产台物品准备

4. **环境准备** 室温26~28℃,房间温馨并隐蔽、符合无菌手术操作要求。

▶ 实施

 铺产台操作视频

操作步骤见表2-2-5。

表 2-2-5 铺产台操作步骤

操作流程	操作步骤	沟通与说明
解释说明	• 向产妇解释铺产台目的和意义	×××,现在开始准备接生了,我要先铺产台,为了避免感染,产台是无菌的,所以要麻烦您配合一下,不随意活动,好吗?(好的)
开包	• 请助手检查产包,将产包最外一层包布打开(图2-2-10)	麻烦助手帮我打开最外一层包布

图 2-2-10 打开产包外包单

模块二 孕产妇护理技术 103

续表

操作流程	操作步骤	沟通与说明
铺臀巾 穿裤腿 穿手术衣 戴手套	• 外科洗手,用持物钳打开产包内层包布,检查产包内消毒指示卡是否达消毒标准 • 助产士双手拿住产单的上侧两角,用两端的折角将双手包住,嘱孕妇抬起臀部,将产单的近端铺于臀下(图2-2-11) 图2-2-11 铺臀巾 • 取腿套(由助手帮助抬起左腿)将一只腿套套于孕妇左腿,在股外侧打结,用同样方法穿右侧腿套 • 助产士取出其中的手术衣,在助手的协助下穿好(图2-2-12) 图2-2-12 穿手术衣 • 戴无菌手套	请助手协助我穿手术衣。现在我已戴好手套,产包灭菌合格,现在我给您铺产单,再麻烦您抬起臀部。现在麻烦助手帮您抬起左腿。好,现在是右腿
铺洞巾	• 将洞巾打开,一侧反折盖于腹部,准备接生物品	现在我要铺洞巾,注意您的手不要触碰洞巾上面(好的)
计时	• 助手负责记录铺台时间	麻烦助手帮我记录铺台时间

▶ **任务评价**

铺产台评价表

问题探究

1. 铺产台前需要对产包进行哪些检查?

答:主要检查产包使用时间是否逾期,有无潮湿、松散等被污染的情况,消毒指示卡是否达消毒标准,如有上述情况应重新更换。

2. 产房护士应在何时为待产妇铺产台?

答:铺台时机应在接产前(初产妇胎头拨露 3~4 cm,经产妇宫口近开全后)。铺产台不宜过早,否则暴露时间长容易造成污染,暴露超过 2 小时应重新更换产包;也不宜过晚,仓促操作易导致产台污染。

3. 铺产台的过程中,产房护士应如何和产妇交流?

答:应告知产妇身体不要随意挪动、手不能伸到无菌区,以确保无菌区域不被污染;应注意观察产妇的产程进展,指导产妇正确运用腹压。

测试题

职业精神

 尊重患者,你做对了吗?

任务六 接产技术

目的

1. 保护会阴,避免胎儿娩出时产妇会阴严重裂伤。
2. 帮助胎儿安全娩出。

准备

1. **助产士准备** 穿刷手衣,戴帽子、口罩,手消毒按外科操作规程操作
2. **产妇准备** 向产妇解释分娩中护患配合的重要性,指导产妇用力,以取得其配合。
3. **用物准备** 产包 1 个(同铺产台)、新生儿复苏抢救台、新生儿复苏抢救物品、墙上挂表。确认铺产台已完成,将产包中接生用品按使用先后顺序摆好(图 2-2-13)。

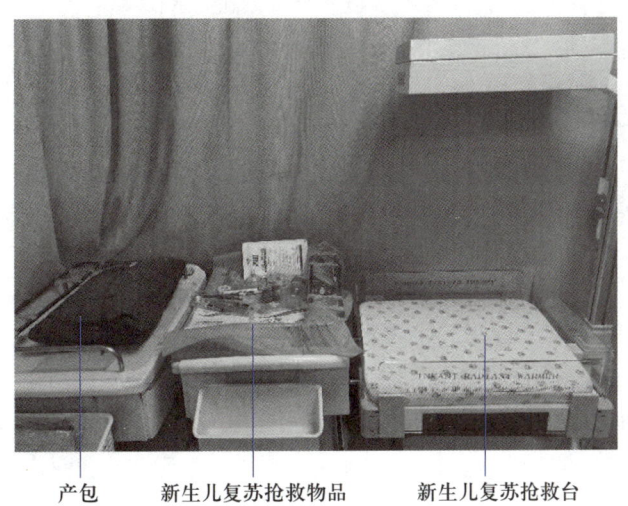

产包　　新生儿复苏抢救物品　　新生儿复苏抢救台

A

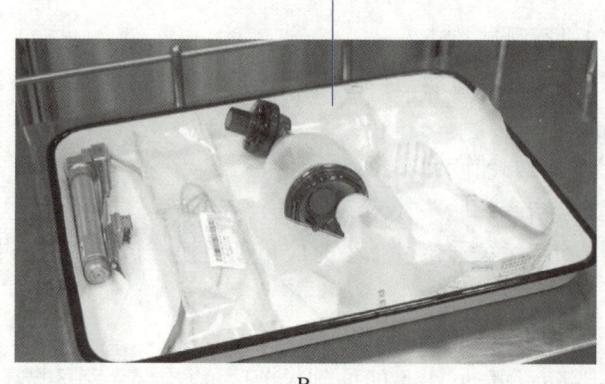

B

图 2-2-13　接产技术用物准备

4. 环境准备　产房温度为 26~28℃，环境清洁。

▶ 实施

操作步骤见表 2-2-6。

表 2-2-6　接产技术操作步骤

操作流程	操作步骤	沟通与说明
接产要领	• 接生者在产妇分娩时协助胎头俯屈，控制胎头娩出速度，适度保护会阴，让胎头以最小径线（枕下前囟径）缓慢通过阴道口，减少会阴严重撕裂伤的风险	
协助胎头俯屈	• 助产士站在产妇正面，当宫缩来临产妇有便意感时指导产妇屏气用力 • 在胎头拨露接近着冠时，右手持一接生巾，内垫纱布保护会阴，助产士的右肘支在产床上，右手拇指与其余四指分开，用大鱼际顶住会阴，当宫缩时，向上向内托，左手在子宫收缩时协助胎头俯屈（图 2-2-14），注意用力适度，使胎头以最小径线（枕下前囟径），在宫缩间歇期缓慢通过阴道口，以避免会阴严重裂伤 图 2-2-14　协助胎头俯屈	您好，我是助产士小×，由我来帮助您接生，我现在帮助您娩出胎头，请您在宫缩来的时候用力，深吸一口气，憋住，然后像排大便一样向下用力。对，就这样，非常好
协助胎头缓慢娩出	• 当胎头枕骨在耻骨联合露出时，左手应协助胎头仰伸。若宫缩过强，嘱产妇哈气，在宫缩间歇期稍向下屏气，使胎头缓慢娩出	您好，胎头马上就要出来了，请在宫缩的时候张口哈气。非常好，您配合得太好了

续表

操作流程	操作步骤	沟通与说明
协助胎头外旋转	• 胎头娩出后,右手仍应保护会阴,不要急于娩出胎肩,先用左手自新生儿鼻根部向下挤压,挤出口鼻黏液和羊水,助产士挤压力度要适度,以避免新生儿损伤。在子宫再次收缩时胎头进行复位、外旋转,使胎儿双肩径与骨盆出口前后径一致	×××女士,您配合得太好了,现在您可以休息一下了
协助娩肩	• 左手将胎儿颈部向下压,使前肩自耻骨弓下先娩出,继之再托胎颈向上,使后肩从会阴体前缘缓慢娩出(图2-2-15)。双肩娩出后,保护会阴的右手放松,双手协助胎体娩出 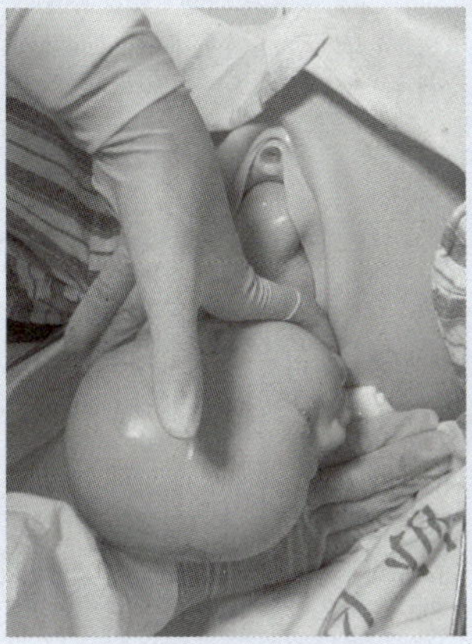	×××女士,现在肚子疼了是吧,请像刚才那样用一下力,宝宝马上就会完全娩出了

图 2-2-15 协助娩肩

协助胎体娩出	• 右手将接生巾压向产妇臀下,防止接触过肛门的接生巾向外反转污染其他用物,助产士右手托胎儿肩部,左手托胎儿臀部,协助下肢娩出,将新生儿轻柔地放在产台上,看表,告诉产妇新生儿出生时间	×××女士,您今天辛苦了,宝宝出生时间为×点×分
计量出血量	• 胎儿娩出后,将新生儿放于产妇胸腹部进行早接触,并将计血器垫于产妇臀下以计量出血量	
断脐	• 待脐带血管停止搏动后进行断脐,首先用两把止血钳夹住脐带,两钳相隔2~3cm,在其中间剪断脐带。用75%乙醇消毒脐带根部及其周围,用一止血钳套上气门芯,在距脐根0.5cm处夹住脐带,在钳夹远端0.5cm处剪断脐带,牵引气门芯丝线拉过脐带断面,套于血管钳下脐带根部(图2-2-16),松开止血钳,消毒包扎	

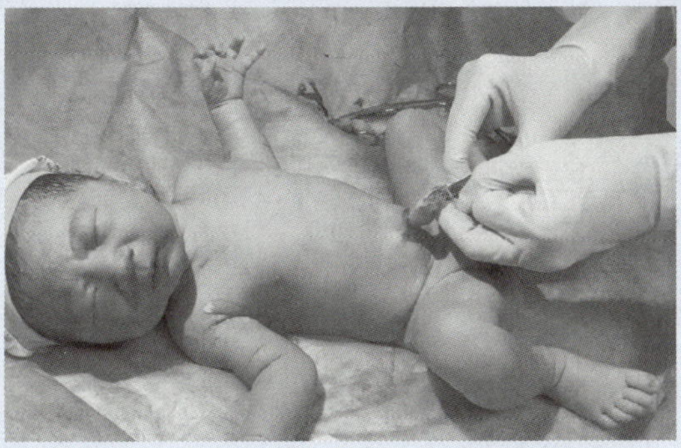

图 2-2-16 断脐

模块二 孕产妇护理技术

续表

操作流程	操作步骤	沟通与说明
和母亲确认性别	• 将新生儿抱起,让母亲看到外阴部并确认性别	×××女士,您看您的宝宝是男孩还是女孩啊 产妇:×孩 恭喜您啊
记录	• 接生结束后详细记录接生过程	

▸ **任务评价**

 接产技术评价表

▸ **问题探究**

1. 如何为产妇做好健康教育?

答:(1) 鼓励产妇进食少量易消化、高热量食物以保存体力。

(2) 分娩后指导产妇进行"早接触、早吸吮、早开奶"。

(3) 告知产妇产后可适当下地活动,4~6小时排尿,防止尿潴留。

(4) 告知产妇产褥期尽早做产后保健体操,促进盆底组织、会阴组织及阴道的恢复。

2. 在接产技术中有哪些注意事项?

答:(1) 严格执行无菌操作,合并传染病(梅毒、乙肝、艾滋病等)、炎症感染产妇安排在隔离产房,同时要做好助产士自身防护准备,包括一次性接生衣、防护眼镜、防护鞋等。

(2) 正确指导产妇用力,详细告知配合要点,取得产妇配合。

(3) 掌握助产要点:胎头娩出过程中保护会阴同时协助胎头俯屈,让胎头以枕下前囟径缓慢通过阴道口,前、后肩娩出时仍需保护会阴。

测试题

(4) 助产过程手法正确,控制好胎头娩出速度,不可过猛、过快;适度保护会阴,不可用力过猛以免造成新生儿锁骨骨折。

(5) 操作过程中注意安全,避免新生儿损伤。

▸ **职业精神**

 迎新使者,护佑生命之舟扬帆起航

任务七 胎盘娩出技术

▸ **目的**

及时娩出胎盘,检查胎盘、胎膜是否完整,避免发生残留,防止产后出血。

▶ 准备

1. **助产士准备** 衣帽整洁,七步洗手法洗手,戴口罩、帽子、无菌手套。
2. **产妇准备** 确认胎盘已剥离,向产妇解释及时娩出胎盘的意义,以取得产妇的配合。
3. **用物准备** 产包内物品,并按需添加(图 2-2-17)。

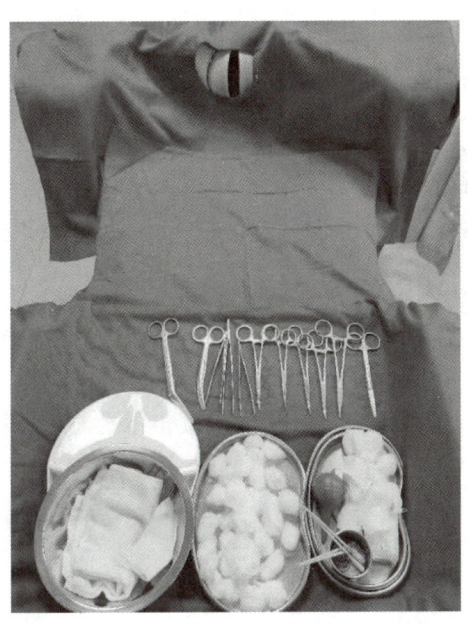

图 2-2-17 胎盘娩出技术物品准备

4. **环境准备** 产房温度 26~28℃,环境清洁。

▶ 实施

操作步骤见表 2-2-7。

表 2-2-7 胎盘娩出技术操作步骤

操作流程	操作步骤	沟通与说明
评估是否出现胎盘剥离征象	• 宫体变硬呈球形,子宫下段被动扩张,宫体呈狭长形被推向上方,宫底升高达脐上 • 剥离的胎盘降至子宫下段,阴道口外露的一段脐带自行延长 • 阴道少量流血 • 助产士用手掌尺侧在产妇耻骨联合上方轻压子宫下段时,宫体上升而外露的脐带不再回缩	
协助娩出胎盘	• 助产士用手轻压子宫底,嘱产妇稍向下用力,助产士轻轻牵拉脐带协助胎盘娩出	您好,我是助产士小 ×,现在您感觉怎么样?我现在帮助您娩出胎盘,请在宫缩来的时候用力,就像刚才一样用力就可以。对,非常好,就是这样

续表

操作流程	操作步骤	沟通与说明
协助娩出胎盘	• 胎盘如以胎儿面娩出,助产士握住胎盘向一个方向旋转,使胎盘慢慢娩出。胎盘如以母体面娩出,助产士协助翻转成胎儿面向外(图2-2-18),双手握住胎盘向一个方向旋转,使胎盘慢慢娩出 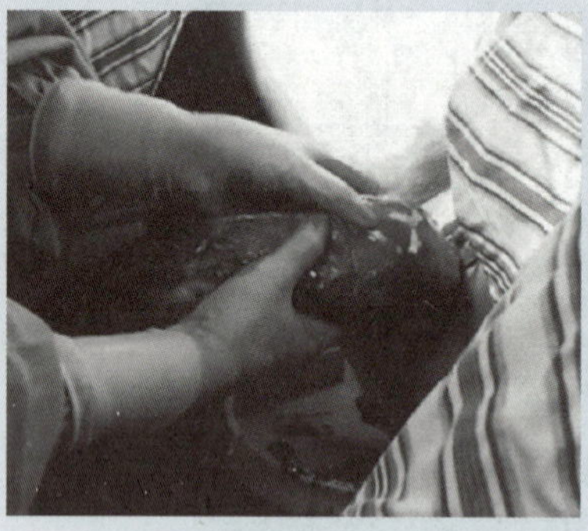 图2-2-18 协助翻转成胎儿面向外	
协助娩出胎膜	• 胎盘娩出过程中发现胎膜断裂,应用止血钳夹住,并顺一个方向旋转止血钳,将断裂的胎膜娩出(图2-2-19) 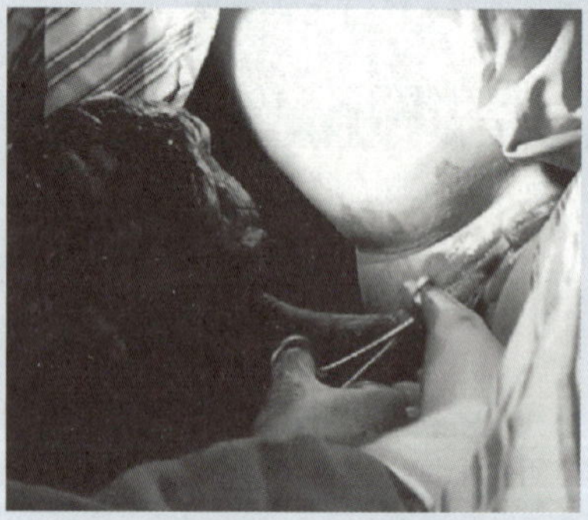 图2-2-19 协助胎膜娩出	
检查脐带	• 将脐带提起(图2-2-20),检查胎膜是否完整,破口高低、测量脐带长度,查看是否存在脐带扭转、真假结,附着部位及脐带断面的血管数 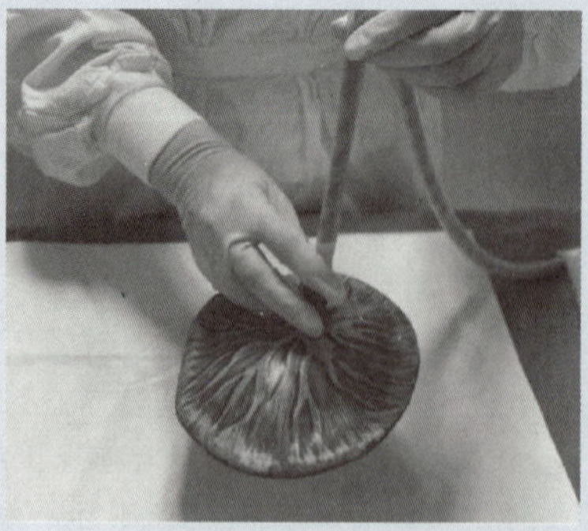 图2-2-20 检查脐带	×××女士,您配合得非常好,胎盘娩出来了。现在您可以休息了,需要喝水吗

操作流程	操作步骤	沟通与说明
检查胎盘	• 将胎盘铺平,仔细检查胎儿面边缘有无断裂血管,以便及时发现副胎盘。用棉片将胎盘母体面的血块拭去,观察胎盘形态、颜色,有无钙化、梗死及陈旧血块附着,胎盘小叶有无缺损及毛糙。如疑有胎盘不完整、副胎盘或胎盘残留,应报告医生酌情处理。测量胎盘的大小(图 2-2-21~ 图 2-2-23) 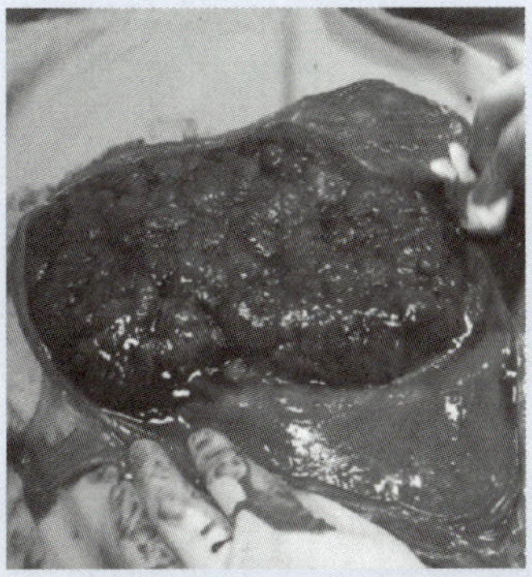 图 2-2-21 检查胎盘母体面 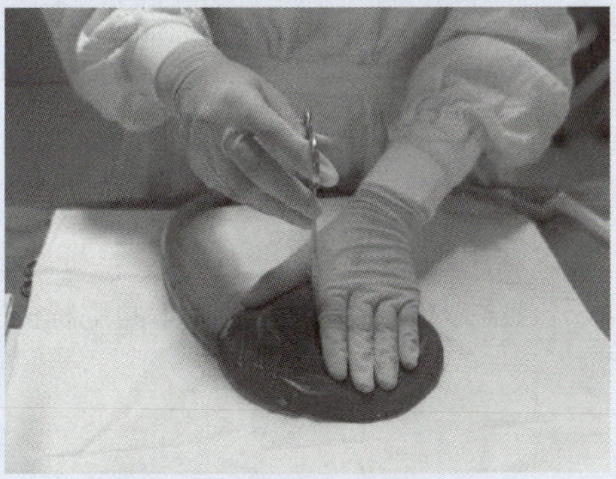 图 2-2-22 检查胎盘厚度 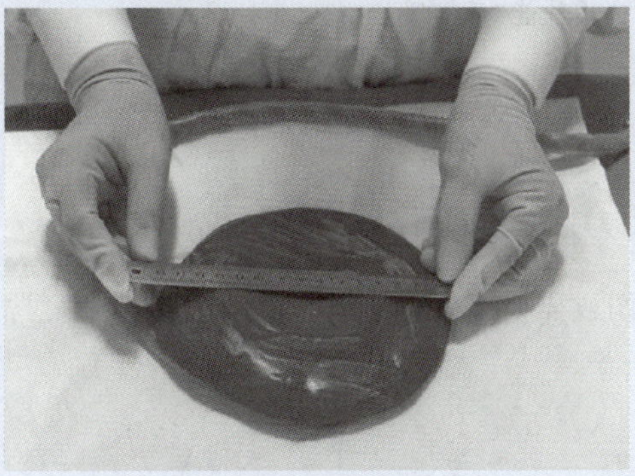 图 2-2-23 测量胎盘	
判断是否需要手剥胎盘	• 第三产程大于 30 分钟胎盘未剥离时需手剥胎盘。胎儿娩出后,阴道活动性出血(排除软产道裂伤)大于 200 ml 时,需手剥胎盘	

续表

操作流程	操作步骤	沟通与说明
消毒外阴	• 手剥胎盘或刮宫时,应重新消毒外阴、更换消毒巾和消毒手套,严格执行无菌操作	
记录	• 操作结束后,详细记录胎盘剥离过程,描述胎盘、胎膜及脐带情况	

▸ 任务评价

胎盘娩出技术评价表

▸ 问题探究

1. 如何为产妇做好产后健康教育?

答:应考虑产后妇女的临床表现进行健康教育,比如产后宫缩痛、产后促进母乳喂养的指导及观察恶露的表现等。

(1) 向产妇宣教产后频繁母乳喂养可促进子宫收缩,减少产后出血。

(2) 告知产妇产后恶露的观察方法,注意恶露的量、颜色、气味,有异常随时就医。

(3) 告知产妇产后要适当下地活动,以利于恶露的排出。

2. 在胎盘娩出技术中有哪些注意事项?

答:主要考虑胎盘剥离征象。① 识别胎盘剥离征象,及时娩出胎盘。② 胎盘未剥离时应避免暴力牵拉而造成子宫内翻。③ 胎盘娩出时不能强行娩出,避免将胎膜拉断而造成残留。④ 胎盘上的血液或血块要用棉片蘸干,不要用力擦,避免胎盘母体面毛糙时不好判断。

测试题

▸ 职业精神

臻于技能,匠心暖护

任务八 会阴切开缝合术

会阴切开缝合术是指为避免会阴严重裂伤或需要缩短第二产程而采取的手术,常用的术式有会阴斜(侧)切开和会阴正中切开两种。

▸ 目的

1. 避免会阴严重裂伤。
2. 避免早产儿在产道内受压过久而导致颅内出血。
3. 胎儿宫内窘迫时需缩短在产道中受挤压的时间。
4. 巨大儿分娩时,可以预防肩难产。
5. 缩短第二产程。

6. 协助实施产钳、胎吸助产及臀位牵引术。

准备

1. **助产士准备** 衣帽整洁,七步洗手法洗手,戴口罩、帽子。核对医嘱,请助手将侧切缝合包及麻醉用品递到产台上。

2. **产妇准备** 向待产妇解释会阴切开的原因,征得待产妇同意,以取得配合。嘱待产妇继续取膀胱截石位。

3. **用物准备** 侧切缝合包(内有包布 1 块、接生巾 1 块、止血钳 2 把、侧切剪 1 把、线剪 1 把、持针器 1 把、有齿小镊子 1 把、50 ml 小量杯两个用于盛放碘酒和乙醇、纱布 4 块、带尾纱布 1 块、大棉签 4 根)、2-0 肠线、3-0 肠线各 1 根、10 ml 注射器 1 个、1% 利多卡因注射液(图 2-2-24)。

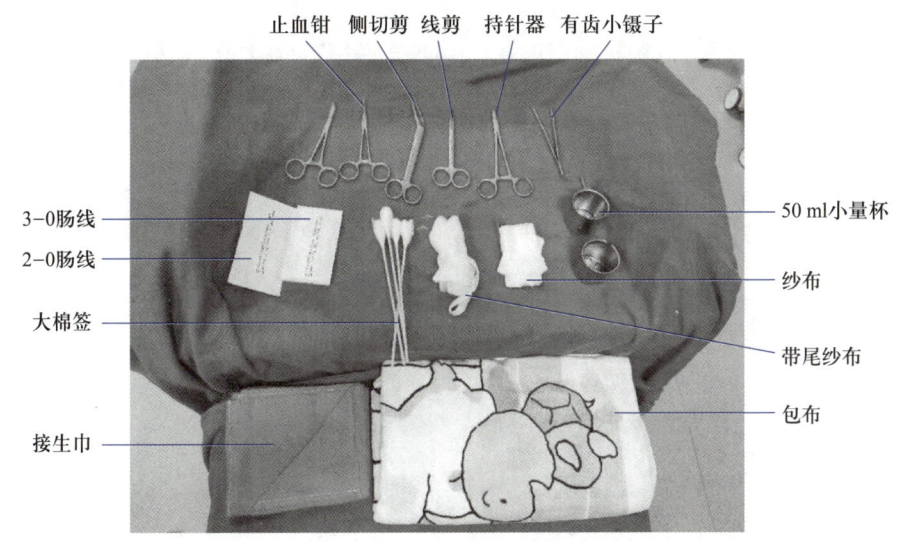

图 2-2-24 会阴切开缝合术物品准备

4. **环境准备** 同接产,有良好的照明设备。

实施

操作步骤见表 2-2-8。

表 2-2-8 会阴切开缝合术操作步骤

操作流程	操作步骤	沟通与说明
消毒	• 用 0.5% 安尔碘消毒切口周围,用 75% 乙醇脱碘两次,消毒范围以侧切口为中心,由内向外消毒,消毒皮肤区域直径应大于 10 cm(图 2-2-25)	×××女士,根据您现在的情况,需要给您做会阴切开,以协助胎儿娩出,我现在开始给您消毒,请您配合尽量保持不动,如有任何不适请您告诉我

模块二 孕产妇护理技术

操作流程	操作步骤	沟通与说明
消毒	图 2-2-25 皮肤消毒	
麻醉	• 用注射器抽取 1% 利多卡因注射液 10 ml，更换 20 号注射针头。助产士将左手示指放入阴道内，触及左侧坐骨棘的位置；右手持注射器（图 2-2-26），在左侧坐骨结节至肛门连线中点稍偏向坐骨结节处，先注射一皮丘，然后在阴道内手指的引导下，将针头刺向坐骨棘内下方，即阴部神经经过的部位，先抽回血，如无回血，再将剩余药液全部注入，即可麻醉阴部神经。将针退至皮下，取下针管抽吸药液，在侧切方向同侧的大小阴唇会阴体皮下做扇形注射。利多卡因注射液总量应控制在 20 ml 左右。数分钟后，即可使会阴肌肉松弛 图 2-2-26 阴部神经阻滞麻醉	×××女士，为了减轻您的疼痛，我现在给您打一下麻药，可能有点疼，请您忍耐一下，一会就好了
左侧切开	• 助产士将左手示指和中指伸入阴道（图 2-2-27），并分开，放于胎先露与阴道壁之间，右手将侧切剪张开，一叶置于阴道外，一叶沿示指、中指两指间进入阴道。切口起点在阴道口 5 点钟处，切线与垂直线约成 45°角，侧切剪刀刃应与皮肤垂直，待宫缩会阴部绷紧时，一次全层剪开（图 2-2-28），会阴体高度膨隆时，侧切切口交角应略大于 45°，长度视需要而定，通常 3~5 cm，切开后，可用无菌纱布压迫止血。有小动脉出血者，应予缝合止血	×××女士，您现在感觉怎样

续表

操作流程	操作步骤	沟通与说明
左侧切开	图 2-2-27　左手示指和中指伸入阴道做引导 图 2-2-28　侧切	
接生后缝合	• 用生理盐水冲洗外阴及切口,仔细检查会阴伤口是否有延裂,检查阴道壁是否有裂伤及血肿。更换无菌手套,铺接生巾(遮住肛门) • 阴道内放入尾纱,尾丝以止血钳固定在阴道外 • 从切口顶端上方超过 0.5 cm 处开始缝合,用圆针和 2-0 肠线间断或连续缝合阴道黏膜至处女膜内缘处打结,将两侧处女膜的切缘对齐。注意缝针等间距,不留死腔,缝线勿穿透直肠黏膜 • 继之用可吸收线间断缝合肌层,严密止血,不留死腔 • 用 0.5% 安尔碘消毒切口两侧皮肤,消毒时用纱布遮挡切口,以减轻产妇疼痛 • 用 3-0 肠线沿皮缘包埋法由外向内缝合皮肤 • 缝合结束后,检查切口顶端是否有空隙,阴道内是否有纱布遗留,抽出尾纱。用镊子对合表皮,防止因表皮边缘内卷而影响愈合	×××女士,宝宝已经娩出来了,现在给您缝合伤口,有什么不舒服请说
冲洗伤口	• 用生理盐水将切口及周围皮肤擦净,嘱产妇取健侧卧位,注意局部清洁卫生	×××女士,给您缝好了。卧位的时候尽量向没有伤口的方向躺着,如果有什么不舒服请及时告诉我
检查有无肠线穿透直肠	• 左手取纱布覆盖切口,右手示指进入肛门,检查有无缝线穿透直肠	我来给您检查一下,可能有些不舒服,请您忍受一下
给予产妇保暖	• 请助手将产床调节成水平位,帮助产妇放平双腿休息,注意给产妇保暖	×××女士,请您放平双腿休息一下,我帮您盖好被子
记录	• 整理用物,脱手套,洗手,记录缝合过程	

▶ 任务评价

 会阴切开缝合术评价表

▶ 问题探究

1. 如何为产妇做好会阴切开缝合技术的健康教育？
答：(1) 告诉产妇保持会阴伤口清洁干燥的方法。
(2) 指导产妇多吃蔬菜和水果，保持大便通畅，防止便秘。
(3) 告知产妇会阴伤口如有红肿、渗血、渗液等异常情况，应及时就医。
2. 在会阴切开缝合技术中有哪些注意事项？
答：(1) 注射麻醉药物前需抽回血，以避免注入血管内。
(2) 正确掌握会阴侧切的时机，避免过早切开。
(3) 注意伤口逐层缝合，不留死腔。缝合前应将伤口处的血块清理干净。
(4) 缝合进针、出针要与切面垂直。
(5) 缝合时注意针距疏密适当。
(6) 填塞尾纱时一定将尾线置于阴道口外，禁止在阴道内填塞纱布，防止纱布遗留在阴道内。

 测试题

▶ 职业精神

 玫瑰天使，守护生命的尊严

任务九 按摩子宫法

按摩子宫是促进产后子宫收缩、减少产后出血的方法之一，包括单手按摩法和双手按摩法。临床最常用单手按摩，必要时采取双手按摩。

▶ 目的

通过按摩子宫促进子宫收缩，减少产后出血的发生。

▶ 准备

1. **助产士准备** 行双手按摩子宫法时操作者需按外科手术操作规程洗消手，穿手术衣，戴无菌手套。核对医嘱，携物品至床旁。
2. **产妇准备** 向产妇解释按摩子宫的目的及子宫收缩乏力的危害，以取得产妇配合。
3. **用物准备** 无菌敷料及会阴消毒用品（图2-2-29）。
4. **环境准备** 产房温度为26~28℃，环境清洁。

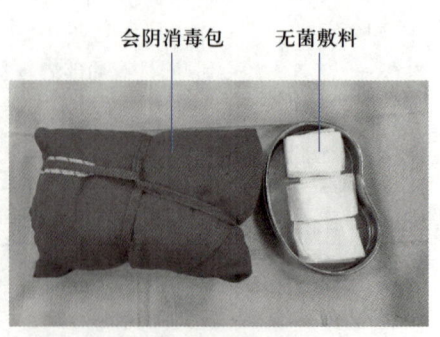

图2-2-29 按摩子宫物品准备

▶ 实施

 按摩子宫法操作视频

操作步骤见表2-2-9。

表2-2-9 按摩子宫法操作步骤

操作流程	操作步骤	沟通与说明
帮助产妇取合适体位	• 产妇取仰卧位或膀胱截石位	×××女士,今天感觉怎么样?我现在需要给您按摩一下子宫,以促进宫收缩,预防产后出血,您这样躺着舒服吗?(可以)
单手按摩法	• 操作者一只手置于产妇腹部触及子宫底部,拇指在子宫前壁,其余四指在子宫后壁,有节律地按摩子宫,促使子宫收缩(图2-2-30)	可能有点不舒服,请您忍耐一下

图2-2-30 单手按摩法

双手按摩法	• 在会阴消毒的基础上,操作者一手在腹壁子宫体部按摩子宫体后壁,另一只手握拳置于阴道前穹隆压挤子宫前壁,两手相对紧压子宫并做按摩,达到刺激子宫收缩、压迫止血的目的	可能有点不舒服,请您忍耐一下
注意观察	• 按摩子宫的同时观察阴道出血量是否减少	
记录	• 整理用物,洗手,记录出血量及按摩效果	

▶ 任务评价

 按摩子宫法评价表

▶ 问题探究

1. 如何为产妇做好按摩子宫后的健康教育?
答:告诉产妇阴道出血量超过月经量,感觉头晕、心悸等需及时报告医护人员。
2. 在按摩子宫法中有哪些注意事项?

测试题

答:(1) 按摩子宫时用力适当,避免暴力操作。
(2) 如按摩后,子宫收缩仍不良,需及时报告医生。
(3) 如果患有妊娠期或产后并发症,请在咨询医生后再进行按摩。
(4) 在产后按摩过程中,如果出现不适症状,应立即停止按摩并寻求医生的帮助。

▶ 职业精神

 至精至微,做个有温度的医务人员

任务十　子宫颈检查技术

子宫颈检查技术是用于发现子宫颈裂伤的方法。

▶ 目的

及时发现子宫颈裂伤,减少产后出血。

▶ 准备

1. **助产士准备**　衣帽整洁,洗手,戴口罩。核对医嘱,确认产台未被污染,请助手将子宫颈检查包内物品递到产台上。

2. **产妇准备**　向待产妇解释子宫颈检查的目的,以取得产妇的配合。

3. **用物准备**　子宫颈检查包(无齿卵圆钳、有齿卵圆钳)(图2-2-31)。

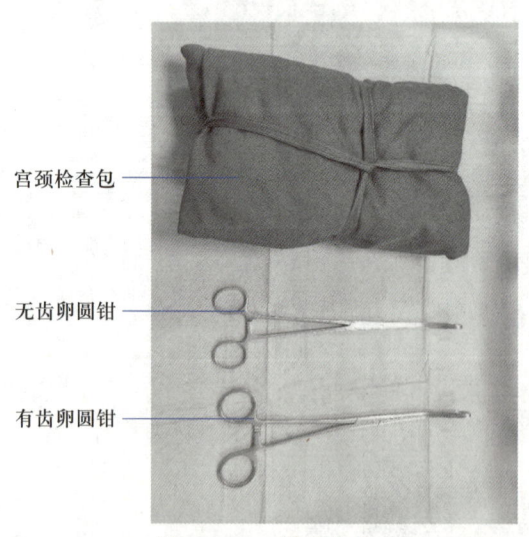

图2-2-31　物品准备

4. **环境准备**　产房温度为26~28℃,环境清洁,有效的照明设备。

▶ 实施

操作步骤见表2-2-10。

表 2-2-10 子宫颈检查技术操作步骤

操作流程	操作步骤	沟通与说明
帮助产妇取合适体位	• 产妇取仰卧位或膀胱截石位	×××女士,为了预防产后出血,我现在需要给您检查一下子宫颈情况,您这样躺着舒服吗?(可以)
观察阴道出血特点	• 观察阴道出血特点,如宫缩好,仍有持续的阴道出血呈鲜红色,应考虑到软产道裂伤的可能性	×××女士,可能有点不舒服,请您忍耐一下
检查会阴	• 首先检查会阴、阴道有无裂伤	
用阴道窥器暴露出子宫颈	• 再用阴道窥器暴露出宫颈,暴露宫颈光滑面,以防外侧剥脱未发现,以两把无齿卵圆钳交替夹子宫颈,按顺时针方向仔细地检查一周,依次查看整个子宫颈,有无损伤及损伤程度,检查时特别需要注意查找3点、9点处容易撕裂处	×××女士,我现在用阴道窥器检查一下宫颈,请您忍耐一下
缝合	• 如有裂伤超过1cm或有持续出血,应给予缝合。撕裂处用可吸收线间断或连续缝合,注意缝合裂口顶端,缝合后需认真检查止血效果	我现在给您缝合一下
记录	• 整理用物,洗手,记录检查结果	

▶ 任务评价

宫颈检查技术评价表

▶ 问题探究

1. 如何为产妇做好子宫颈检查技术健康教育?

答:(1) 解释子宫颈检查的目的,告知产妇操作过程中如有不适及时向医护人员反映。

(2) 关于检查后的情况:告诉产妇在子宫颈检查后的一般情况,以及检查结果的意义。

(3) 关于宫颈检查的注意事项:告诉产妇子宫颈检查的注意事项,包括如何保持卫生,如何避免感染,以及如何缓解疼痛。

2. 在子宫颈检查技术中有哪些注意事项?

答:(1) 检查软产道时要监测产妇的生命体征,重视产妇主诉。

(2) 检查时需观察出血量。

(3) 检查宫颈一周,不可有遗漏。

(4) 如裂伤延达子宫下段或盆腔内有血肿形成,应立即报告医生开腹探查,同时手术修补止血。

▶ 职业精神

"手"当其冲,为生命护航

项目三 产褥期护理技术

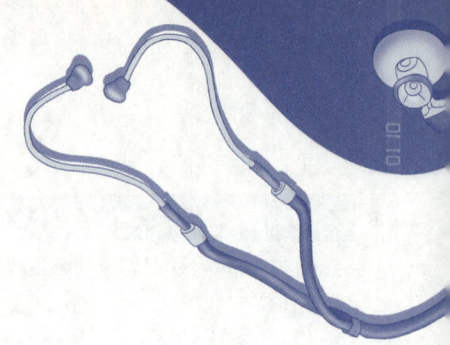

学习目标

知识目标：1. 掌握会阴伤口拆线的原则。
    2. 准确描述产后会阴冲（擦）洗、外阴湿热敷的目的。
技能目标：1. 能为产妇正确进行产后会阴冲（擦）洗、外阴湿热敷。
    2. 能为产妇正确进行会阴伤口拆线。
素养目标：1. 具有较强的人文关怀理念。
    2. 具有良好的沟通能力，与产妇沟通融洽。
    3. 具有良好的礼仪规范，行为举止符合礼仪要求。

临床案例

王×，女，30岁。于2021年11月29日18:36足月顺产一女婴，新生儿体重3 980 g。分娩过程中行会阴左侧斜切开术，胎盘完整娩出并检查软产道后，行会阴切口缝合术。

产后第1日，查体：体温36.7℃，脉搏75次/分，呼吸18次/分，血压120/85 mmHg，心肺听诊无异常，宫底平脐，恶露色红，量中，无异味，会阴轻度水肿。

产后第5日，查体：体温37.0℃，脉搏85次/分，呼吸18次/分，血压120/80 mmHg，心肺听诊无异常，腹软，宫底于脐下2横指，恶露红，量中，无异味，产妇伤口愈合良好。

任务分析

1. 产妇会阴有伤口且有恶露，护士应常规做产后会阴部护理。
2. 产妇产后第5天，伤口愈合良好，护士遵医嘱为产妇行会阴伤口拆线。

任务一 产后外阴冲（擦）洗技术

▶ 目的

1. 保持外阴部的清洁，促进舒适。
2. 去除分泌物和异味，预防感染。

3. 防止皮肤破损，促进伤口愈合。

▶ 准备

1. **护士准备**　衣帽整洁，七步洗手法洗手，戴口罩。
2. **产妇准备**　向产妇解释、取得配合，必要时协助产妇排尿。
3. **用物准备**　会阴擦洗包(内有无菌弯盘 2 个、无菌镊子 2 把、消毒棉球若干、无菌干棉球 1~2 个)、便器、装有冲洗液的冲洗壶(水温 39~41℃)、长棉签、一次性垫巾、无菌手套、手消毒液、屏风、垃圾袋(图 2-3-1)。

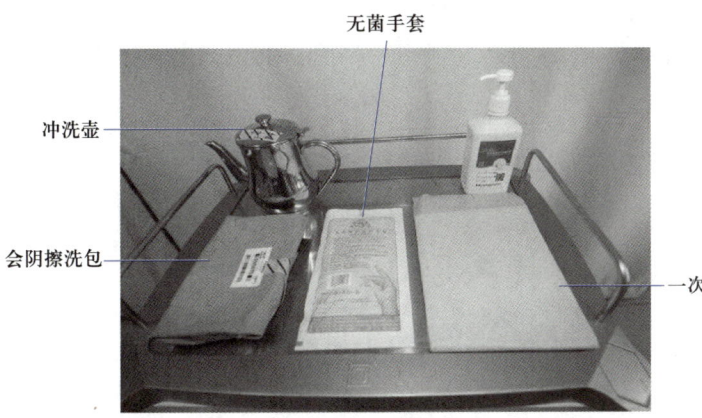

图 2-3-1　产后外阴冲(擦)洗技术物品准备

4. **环境准备**　病室整洁，温度 22~24℃，关闭门窗，遮挡屏风。

▶ 实施

产后外阴冲(擦)洗技术操作视频

操作步骤见表 2-3-1。

表 2-3-1　产后外阴冲(擦)洗技术操作步骤

操作流程	操作步骤	沟通与说明
核对解释	• 核对床号、姓名、腕带，向产妇或家属解释操作目的及方法，取得配合	您好，我是护士小×，请问您叫什么名字？（我叫×××）让我核对您的腕带信息，您现在感觉怎么样？您现在是产后第×天，为了保持您伤口清洁、干燥、预防感染、促进伤口愈合，需要给您外阴冲(擦)洗，我先看一下您伤口情况：伤口干燥、无红肿、无渗血。我去准备用物，您稍等
再次核对安置体位	• 协助产妇取仰卧屈膝位，暴露外阴，注意保暖，臀下垫会阴垫(图 2-3-2)　　　　　　　　　　　　图 2-3-2　摆好体位	您是×××女士吧，现在我给您外阴冲(擦)洗。您这样躺着舒服吗？（可以）

续表

操作流程	操作步骤	沟通与说明
垫便盆	• 将便盆垫于产妇臀下（图2-3-3） 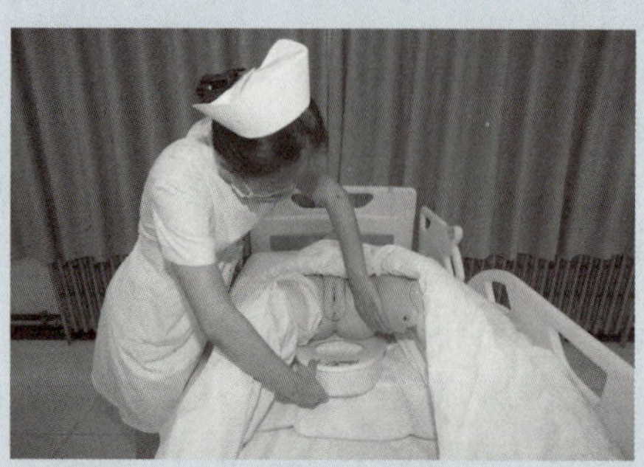 图2-3-3　放置便盆	请您抬起臀部，我帮助您把便盆放好
冲洗	• 打开擦洗包 • 戴手套 • 倒少许水于产妇阴阜部试水温后，按照自上而下、自内而外的顺序冲洗：对侧小阴唇、大阴唇→近侧小阴唇、大阴唇→大腿内上1/3→会阴→肛门周围（如有切口需单独冲洗）（图2-3-4） 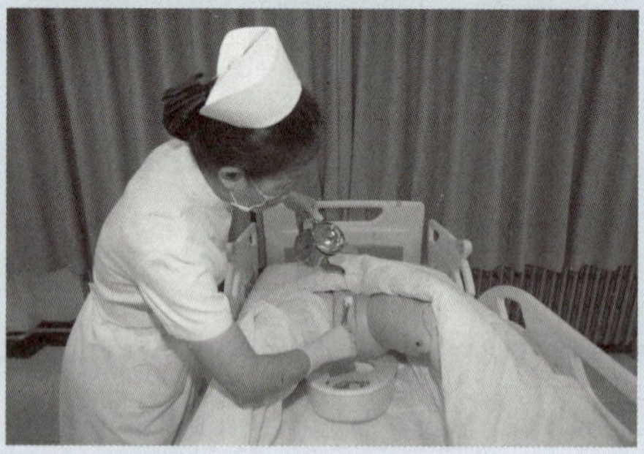 图2-3-4　冲洗会阴部	我现在给您冲洗外阴，您觉得水温合适吗？（合适）
擦干	• 用干棉球擦干外阴及臀裂处水迹（图2-3-5） 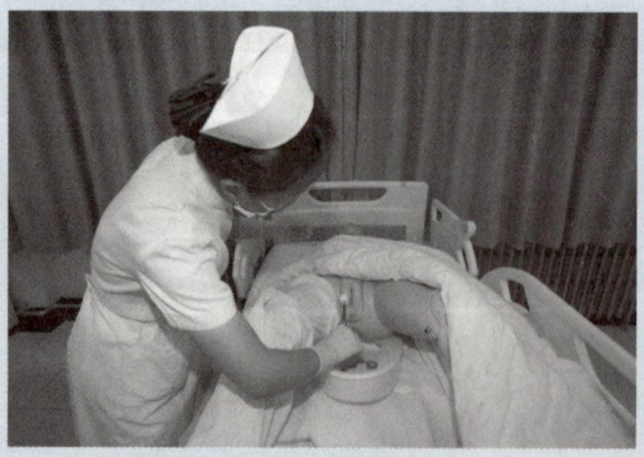 图2-3-5　擦干水渍	我帮您把水渍擦干，擦拭切口处时我会尽量轻柔一些。（好的，谢谢您）
整理记录	• 取出便器 • 脱手套 • 协助产妇整理床单位及取合适体位 • 清理用物 • 洗手 • 记录	×××女士，擦洗为您做完了，请您抬一下臀部，我取出便器。您这样躺着舒服吗？（可以）请您保持外阴清洁干燥，便后及时清洗外阴，勤换垫巾、内裤及被褥，产褥期不可以盆浴。如果您有不适请及时通知我，我会尽快来处理的。您还有什么需要帮助的吗？（没有了，谢谢）谢谢您的配合，您好好休息，有事按呼叫器

▸ **任务评价**

产后外阴冲(擦)洗技术评价表

▸ **问题探究**

为产妇进行外阴冲(擦)洗的时候,注意事项有哪些?

答:剖宫产后如有留置尿管,应保持尿管通畅,避免其脱落、扭曲和受压;同一位护理人员需要同时为多名产妇进行外阴冲(擦)洗,注意将伤口感染者安排至最后擦洗,以防止交叉感染;如果产妇有侧切,擦洗后应协助产妇取健侧卧位。

测试题

▸ **职业精神**

致敬平凡,扎根基层三十载

任务二 会阴伤口拆线技术

▸ **目的**

拆除会阴外缝线,减轻产妇疼痛,促进产妇舒适。

▸ **准备**

1. **护士准备** 衣帽整洁,七步洗手法洗手,戴口罩。
2. **产妇准备** 向产妇解释、取得配合,必要时协助产妇排尿。
3. **用物准备** 换药包(弯盘1个、无菌镊子2把、棉球若干、拆线剪刀)、一次性垫巾、无菌手套、0.5%碘伏消毒液(图2-3-6)。

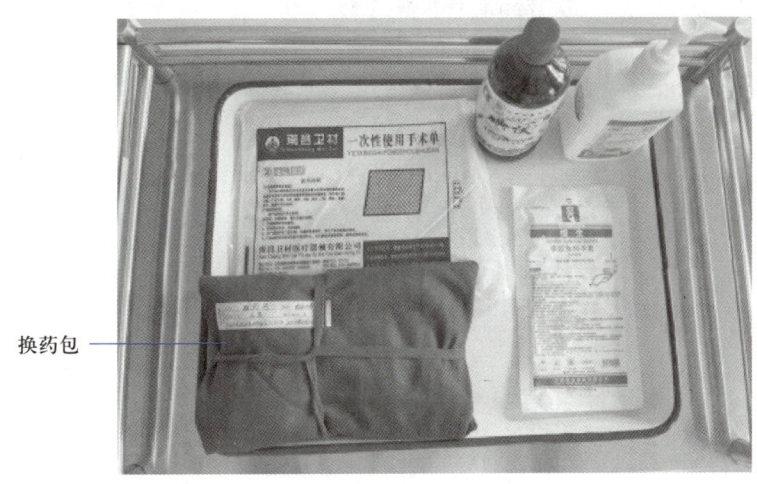

图2-3-6 物品准备

4. 环境准备 病室整洁,温度 22~24℃,关闭门窗,遮挡屏风。

▶ 实施

操作步骤见表 2-3-2。

表 2-3-2 会阴伤口拆线技术操作步骤

操作流程	操作步骤	沟通与说明
核对解释	• 核对床号、姓名、腕带,向产妇或家属解释操作目的及方法,取得配合	您好,我是护士小×,请问您叫什么名字?(我叫×××)让我核对您的腕带信息,您现在感觉怎么样?您现在是产后第×天,您的伤口生长情况良好,遵医嘱我要为您进行会阴伤口拆线。我先看一下您伤口情况:伤口干燥、无渗血,愈合情况好。我去准备用物,您稍等
再次核对安置体位	• 帮助其脱下对侧裤腿盖在近侧大腿上,将被子盖在产妇上半身和对侧大腿上,并嘱产妇双腿屈曲、外展,暴露外阴(图 2-3-7),将会阴垫置于臀下,必要时行外阴冲洗 图 2-3-7　暴露会阴	您是×××女士吧,现在我为您会阴伤口拆线。我帮您脱下左侧裤腿,这样躺着舒服吗?(可以)
开换药包	• 打开换药包,倒入 0.5% 碘伏消毒液浸湿棉球,将拆线用品移至两膝之间(图 2-3-8) 图 2-3-8　摆好用物	我把用物放在您两腿之间,请您保持这个姿势尽量别移动双腿,以免污染用物,好吗?(好的)

续表

操作流程	操作步骤	沟通与说明
消毒	• 戴无菌手套 • 夹碘伏棉球消毒会阴切口2遍,消毒直径大于10 cm,顺序为:切口上→切口下→切口上→切口下,最后消毒肛门(图2-3-9,弃去消毒用的镊子 图2-3-9 消毒	我先给您消毒,消毒液可能有点凉,您坚持一下。(好的)
拆线	• 用无菌镊子提起线头,轻轻牵拉缝线使其松动,用无菌拆线剪刀沿皮肤根部剪断缝线,迅速将线提出(图2-3-10) 图2-3-10 拆线 • 取碘伏棉球再次消毒会阴伤口一遍	现在我来拆线,可能有点不舒服,我会尽量轻柔一些。(好的,谢谢您)
核对	• 与产妇一同核对拆线针数是否与病历记录一致,再次检查伤口愈合情况,检查针眼处有无渗血、渗液	
整理记录	• 脱手套 • 协助产妇更换卫生巾,穿好衣裤,整理床单位 • 清理用物 • 洗手 • 记录	×××女士,已经为您把会阴处的缝线拆除了,请您继续保持外阴清洁干燥,便后及时清洗外阴,勤换会阴垫及内裤,被褥要经常晾晒。如果您有不适请及时通知我,我会尽快来处理的。您还有什么需要帮助的吗?(没有了,谢谢)谢谢您的配合,您好好休息,有事请按呼叫器

模块二 孕产妇护理技术

▶ **任务评价**

 会阴伤口拆线技术评价表

▶ **问题探究**

测试题

产妇会阴侧切拆线后的注意事项有哪些?
答:保持外阴清洁干燥,坚持每天两次清洁外阴,便后及时清洗,勤换卫生护垫,避免恶露浸湿伤口;保持大便通畅,以防止切口裂开,发生便秘时,不可过度用力,可用开塞露或遵医嘱用药辅助排便。

▶ **职业精神**

 守初心,担使命

模块三

新生儿护理技术

━▶▶▶ 模块导航

```
                                    ┌── 母婴皮肤早接触、早吸吮技术
                                    ├── 母乳喂养技术
                   ┌─ 新生儿喂养护理技术 ─┼── 手挤奶技术
                   │                ├── 人工喂养技术
                   │                ├── 乳旁加奶技术
                   │                └── 配方奶配制技术
                   │
                   │                ┌── 新生儿脐部护理技术
                   ├─ 新生儿皮肤护理技术 ┼── 新生儿臀部护理技术
                   │                ├── 新生儿沐浴(盆浴)技术
   新生儿护理技术 ──┤                └── 新生儿抚触技术
                   │
                   │                ┌── 新生儿体格测量技术
                   │                ├── 新生儿体温测量技术
                   ├─ 新生儿检查护理技术 ┼── 新生儿血糖、胆红素测量技术
                   │                ├── 新生儿足跟血采集技术
                   │                └── 新生儿听力筛查技术
                   │
                   │                ┌── 新生儿疫苗接种技术
                   └─ 新生儿治疗护理技术 ┴── 新生儿窒息复苏技术
```

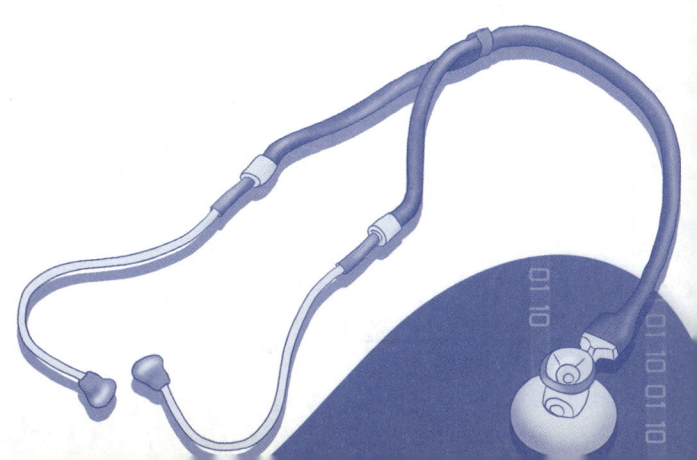

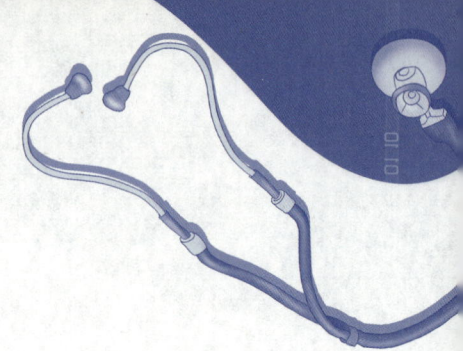

项目一
新生儿喂养护理技术

学习目标

知识目标：1. 掌握母婴肌肤早接触、早吸吮的意义、原则、注意事项。
　　　　　2. 掌握各种哺乳姿势的适用范围、原则、注意事项。
　　　　　3. 掌握手挤奶技术、人工喂养技术、乳旁加奶技术的目的及注意事项。
　　　　　4. 掌握配方奶配制技术的流程及注意事项。
技能目标：1. 掌握协助母婴肌肤早接触、早吸吮的技术。
　　　　　2. 熟练掌握新生儿母乳喂养技术、手挤奶技术、人工喂养技术、乳旁加奶技术。
　　　　　3. 掌握配方奶配制技术。
素养目标：1. 具有在"幼有所育"上持续精进的理念。
　　　　　2. 具有较强的人文关怀理念，对新生儿关怀备至。
　　　　　3. 具有良好的礼仪规范，行为举止符合礼仪要求。
　　　　　4. 具有良好的沟通能力，与新生儿家属沟通融洽。
　　　　　5. 具有良好的职业道德，谨言慎行，忠于职守。

临床案例

胡××，32岁，G_1P_1，停经41周，无妊娠期合并症、并发症。产妇于2023年07月11日20:26顺产一活女婴。

胡××之女，于2023年07月11日20:26经阴道分娩出生，出生后羊水清，Apgar评分10-10-10分，脐带、胎膜、胎盘未见明显异常。新生儿出生反应可，哭声大，大小便未解。四肢活动可，肌力、肌张力可，原始反射可引出。现新生儿生后第三天，家属诉新生儿吃奶不佳，无呕奶、无呛奶、无鼻塞、无流涕、无发热、无气促、发绀，无抽搐，解一次大便，未解小便。

任务分析

1. 新生儿出生后母婴均健康，产房护士立即协助母婴肌肤早接触、早吸吮。
2. 新生儿出生后第三天，家属诉新生儿吃奶不佳，病房护士要检视喂养情况，根据喂养情况采取不同的喂养策略。

任务一　母婴皮肤早接触、早吸吮技术

▸ 目的

1. 增加母子感情。
2. 有利于新生儿保暖。
3. 促进产妇泌乳素的分泌,有助于母乳喂养。

▸ 准备

1. **护士准备**　衣帽整洁,七步洗手法洗手,戴口罩。
2. **用物准备**　新生儿盖被(图3-1-1)。
3. **环境准备**　室温26~28℃,房间温馨并隐蔽。
4. **产妇准备**　向产妇讲解早接触、早吸吮的意义,取得产妇配合。

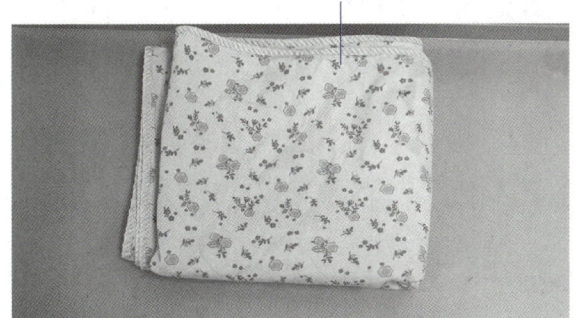

图3-1-1　物品准备

▸ 实施

 母婴皮肤早接触、早吸吮技术操作视频

操作步骤见表3-1-1。

表3-1-1　母婴皮肤早接触、早吸吮技术操作步骤

操作流程	操作步骤	沟通与说明
解释说明	• 向产妇解释母婴皮肤接触的目的和意义	胡女士,为了让宝宝感到安全,增加你们亲子联系,也为了促进你乳汁分泌,现在给你和宝宝做皮肤接触和开奶好吗?(好的)那我准备一下,您稍等
安置体位	• 清洁双手后,协助产妇取半卧位,给予支撑	这样躺着舒服吗?(可以)

操作流程	操作步骤	沟通与说明
皮肤接触	• 将新生儿放置在产妇胸腹部,与产妇皮肤贴皮肤,头偏向产妇脸一侧,产妇双手环抱新生儿,一手置于新生儿肩膀、躯干,一手置于臀部,避免压迫头部,保证新生儿安全(图3-1-2) 图 3-1-2 母婴皮肤接触	您可以带着您满满的爱和宝宝进行目光交流,抚触婴儿、安抚婴儿,您和宝宝安静地进行肌肤接触,直到宝宝准备吃奶,这可能是1小时或者更久
保暖	• 为新生儿和产妇盖好被子或毯子,注意保暖。	我现在给您盖上毯子,为您和宝宝保暖。这样够暖吗?(可以)
早吸吮	• 由新生儿主导,出现自主爬向乳房、寻乳、含乳并吸吮 • 若新生儿1小时内无自发探索乳房,需要协助时,则使新生儿下巴贴乳房,并将乳头轻触新生儿鼻尖,待新生儿嘴巴张大,快而轻柔地将乳头及部分乳晕递入宝宝口中,新生儿开始成功吸吮吞咽直至哺乳结束	接下来的过程由宝宝自己完成,他会自己爬向乳房、寻找乳头、含乳并吸吮,通常1个小时内可以做到 看起来宝宝需要一些帮忙,我们帮宝宝下巴贴乳房,并将乳头轻触新生儿鼻尖,待新生儿嘴巴张大,快而轻柔地将乳头及部分乳晕递入宝宝口中 好了,宝宝看起来已经吃饱了,我把宝宝抱开,您先好好休息一下
整理记录	• 协助产妇取合适体位 • 清理用物 • 洗手 • 记录	

▸ **任务评价**

母婴皮肤早接触、早吸吮
技术评价表

▸ **问题探究**

1. 为什么母婴肌肤接触有益于产妇?

答:肌肤接触的过程中经由婴儿的身体接触以及味道刺激,促进产妇催产素的分泌。催产素有助于子宫更快地收缩,可减少产后出血;催产素是一种对抗压力的激素,减少产妇的焦虑,使其平静以及促进对婴儿的响应。

2. 为什么母婴肌肤接触有益于婴儿？

答：婴儿有足够时间和产妇肌肤接触者，体温、呼吸较稳定，哭泣时间少，减少压力与能量的耗损，因而较不易发生低血糖；可缩短新生儿在子宫外生理转换调适时间，让婴儿维持正常稳定的生命体征及良好的睡眠质量。

测试题

▶ **职业精神**

迎新使者，护佑生命之舟
扬帆起航

任务二　母乳喂养技术

▶ **目的**

1. 促进母乳喂养成功，满足新生儿生长发育的需要。
2. 促进产妇康复。

▶ **准备**

1. **护士准备**　衣帽整洁，七步洗手法洗手。
2. **产妇准备**　向产妇讲解母乳喂养的好处，取得产妇配合。
3. **新生儿准备**　观察新生儿出现的饥饿信号。
4. **用物准备**　软枕 3 个（图 3-1-3）。

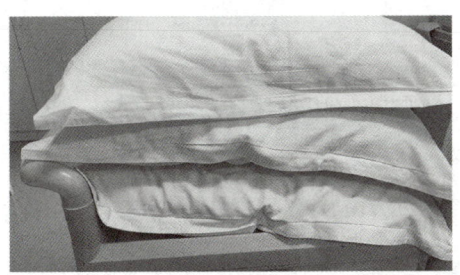

图 3-1-3　物品准备

5. **环境准备**　病室整洁，室温 22~24℃，关闭门窗，屏风遮挡。

▶ **实施**

母乳喂养技术操作视频

操作步骤见表 3-1-2。

表 3-1-2 新生儿母乳喂养技术操作步骤

操作流程	操作步骤	沟通与说明
核对解释	• 核对床号、姓名、腕带,向家属解释	您好,我是护士小×,请问您叫什么名字?(我叫×××)让我核对您和宝宝的腕带信息
观察哺乳	• 观察产妇按照自己习惯哺乳	您宝宝今天吃奶吃得不好是吗?(是的),让我看看您怎么喂好吗?(好的)您很用心在喂,有些地方需要稍微调整一下就更好,更轻松了
指导产妇体位	• 坐位哺乳姿势:产妇座椅的高度要合适,用一个软垫或枕头放在产妇的背后,让产妇肩部放松。如果椅子较高,在产妇脚下可放一脚凳,或在膝上放一软枕,帮她将新生儿托高些,使产妇哺乳时身体不必前倾(图 3-1-4) 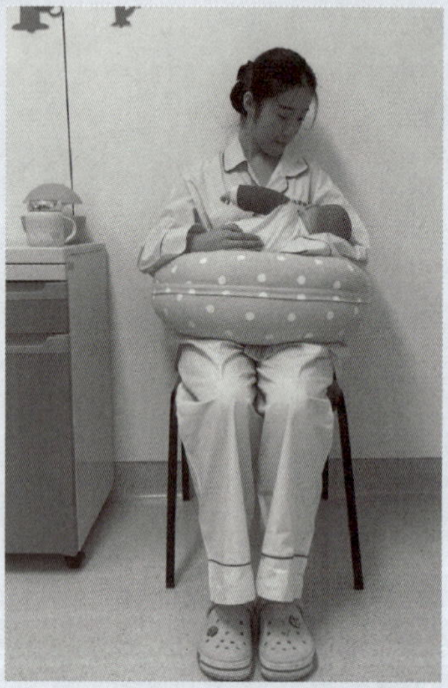 图 3-1-4 坐位哺乳姿势 • 侧卧位哺乳姿势:产妇侧卧,后背和双膝间各垫一软枕,下方的手臂抬起放于枕旁(图 3-1-5) 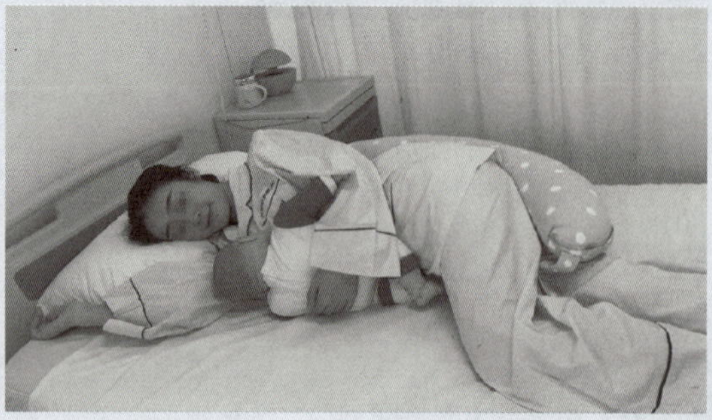 图 3-1-5 侧卧位哺乳姿势	您想坐着喂还是躺着喂?(坐着)好的,那我给您背后放个软枕,您的脚可以踩在这个脚凳上,我再在您双腿上放一个软枕 注意:产妇可以采取很多姿势,无论哪种姿势,应该给予产妇足够支撑,尤其背部,尽量使其放松且感觉舒适

续表

操作流程	操作步骤	沟通与说明
指导产妇体位	• 半躺位：让产妇自己以最舒服的姿势半躺好（倾斜15°~60°），用枕头支撑产妇身体与床空隙处（图3-1-6） 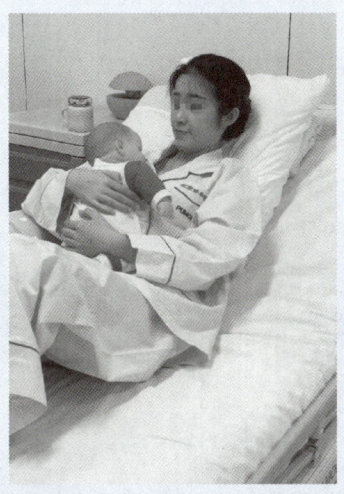 图3-1-6 半躺位哺乳姿势	
指导产妇抱宝宝方式	• 摇篮式（图3-1-7） 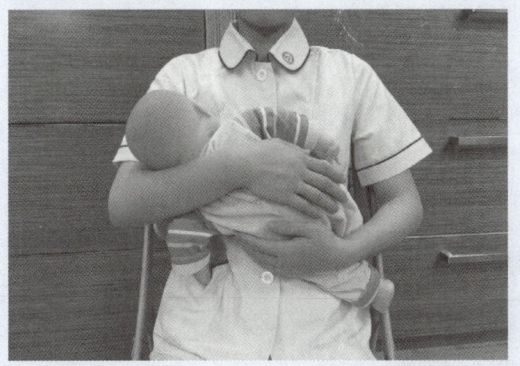 图3-1-7 摇篮式 • 交叉式（图3-1-8） 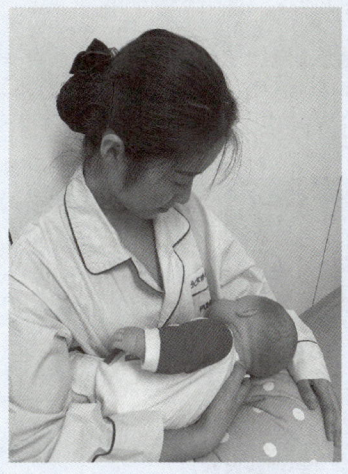 图3-1-8 交叉式	注意：抱宝宝也有不同的姿势，无论哪种姿势，同样五个重点可以让宝宝更舒适，母乳喂养更顺利：① 一：耳朵、肩膀、髋关节一直线；② 面：婴儿面对产妇乳房，鼻尖对乳头；③ 大：嘴巴张大，>120°；④ 贴：胸贴胸、腹贴腹，下巴贴乳房；⑤ 支：支撑宝宝身体，尤其是头颈部和臀腿部位

模块三 新生儿护理技术

续表

操作流程	操作步骤	沟通与说明
指导产妇抱宝宝方式	• 橄榄球式（图3-1-9） 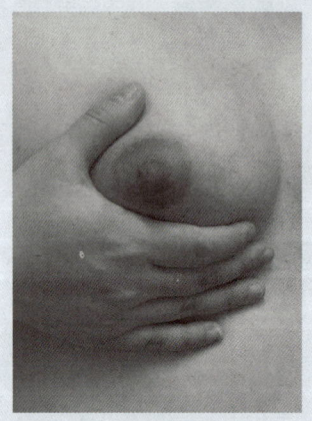 图3-1-9　橄榄球式	
指导产妇托起乳房的方法	• 产妇将拇指与其余四指分别放于乳房上、下方，呈"C"形托起整个乳房。示指支撑着乳房基底部，靠在乳房下的胸壁上，大拇指放在乳房的上方，两个手指可以轻压乳房，改善乳房形态，使新生儿容易含接（图3-1-10） 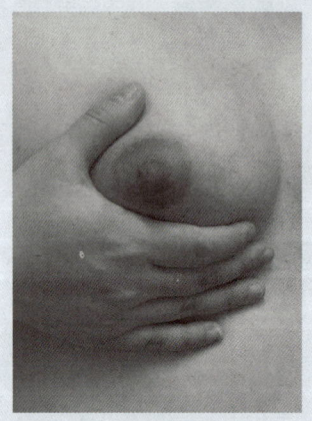 图3-1-10　"C"形托起乳房	我现在教您托起乳房的方法，像这样拇指与其余四指分别放于乳房上、下方，呈"C"形托起整个乳房。您做得非常正确
指导正确含乳姿势	• 指导产妇使新生儿下巴紧贴乳房，将乳头轻触新生儿鼻尖，待新生儿嘴巴张得足够大（>120°），快而轻柔地将乳头及部分乳晕递入新生儿口中（图3-1-11） 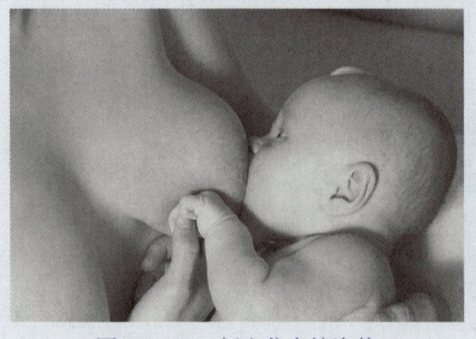 图3-1-11　新生儿含接姿势	您在哺乳时如感觉乳头疼痛，需及时纠正含接姿势。好的含乳有以下表现：①嘴张得很大；②下唇外翻；③舌头呈勺状环绕乳晕；④面颊鼓起呈圆形；⑤新生儿口腔上方有更多的乳晕；⑥慢而深地吸吮，有时突然暂停；⑦能看或听到吞咽；⑧乳房不痛

134　妇产科护理技能实训

续表

操作流程	操作步骤	沟通与说明
结束哺乳	• 待新生儿自己松开乳房,或者只是非营养性吸吮时,指导停止哺乳	好了,我们看到宝宝开始浅啜,并没有吞咽,这时我们可以用手指轻压宝宝下巴,解除口腔负压后退出乳头,不要硬拔,以免造成乳头损伤。好了,现在宝宝吃饱了,可以为宝宝拍拍嗝,有事您再按铃呼叫我,我也会来看您
整理记录	• 整理用物 • 洗手 • 记录	

▸ 任务评价

母乳喂养技术评价表

▸ 问题探究

张 ×× 之子,出生体重 3.5 kg,身长 50 cm,出生后 7 天,体重 3.5 kg,身长 51 cm,频繁大哭,家属询问护士,如何判断新生儿是否饥饿?

答:可以通过观察新生儿的行为来判断。新生儿饥饿早期阶段会出现扭动身体、胳膊和腿,或者出现觅食行为,把手指放到嘴边,会发出"ne、na"的声音;中期会出现不安或者简短的哭闹;到晚期会出现大声哭闹。但是要明确大声哭闹并不一定代表饥饿晚期,只要没有满足新生儿需求就有可能会哭,要分辨是否有:困倦、打嗝、腹胀、或不舒适等情况。

测试题

▸ 职业精神

坚守白衣初心

任务三 手挤奶技术

▸ 目的

1. 维持泌乳量。如早产儿母婴分离;婴儿由于吸吮力不足、舌系带短等原因导致的乳汁移出不良;产妇上班需要挤奶。
2. 减缓流速。流速过快婴儿无法协调吸吮 – 吞咽 – 呼吸时,在哺喂前适当挤掉些乳汁以减缓流速。

▸ 准备

1. **护士准备** 着装整齐,七步洗手法洗手,戴口罩。
2. **产妇准备** 向产妇解释、取得配合。
3. **用物准备** 干净小方巾 1 条、乳汁收集容器(图 3-1-12)。

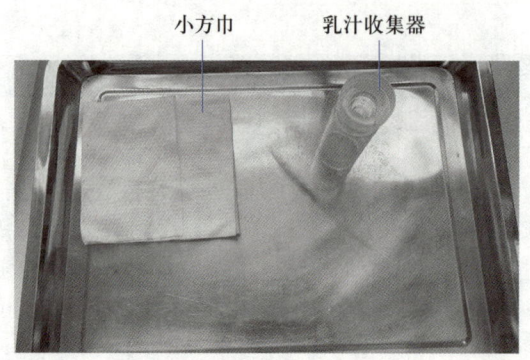

图 3-1-12 物品准备

4. 环境准备 病室整洁,温度 24~26℃,舒适、隐秘。

▶ 实施

 手挤奶技术操作视频

操作步骤见表 3-1-3。

表 3-1-3 手挤奶技术操作步骤

操作流程	操作步骤	沟通与说明
核对解释	• 核对床号、姓名、腕带,向产妇解释	您好,我是护士小×,请问您叫什么名字?(我叫×××)让我核对您和宝宝的腕带信息,由于××您现在没有办法亲喂宝宝,所以咱们需要把乳汁挤出来,我教您如何手挤奶好吗?(好的)那我先去准备一下,您稍等
摆体位	• 拉屏风,产妇取坐位	东西准备好了,您可以坐着(好的)身体微微前倾
按摩	• 洗手 • 用温毛巾外敷乳房(图 3-1-13),身体放松,可先用手轻触乳房,指腹温和刺激乳头使乳头直立,一只手托起一侧乳房,另一只手手指并拢,顺着乳腺导管方向,沿放射状从乳房基底部向乳晕方向绕圈式按摩 3~5 分钟(图 3-1-14)	我们先温敷及轻柔按摩乳房,这样可以让您放松,更容易挤出乳汁

图 3-1-13 温毛巾外敷乳房　　图 3-1-14 乳房按摩

续表

操作流程	操作步骤	沟通与说明
摆位置	• 将拇指和其他四个手指分开,大拇指食指分别放在乳晕外缘,距乳头根部大约 2 cm 的位置,即乳管汇集的部位,拇指和其他手指呈自然"C"形。	拇指和其他四个手指分开,大拇指食指分别放在乳晕外缘,距乳头根部大约 2 cm 的位置,即乳管汇集的部位,拇指和其他手指呈自然"C"形,就像 C 形支撑法一样
置乳汁收集器	• 用另一只手在乳头下方放置干净的乳汁收集器,以便收集挤出的乳汁	左手在乳头下方放置干净的乳汁收集器,以便收集挤出的乳汁
手挤奶	• 大拇指与食指轻轻向胸壁按压,大拇指与食指相对,轻压乳晕后方,或以示指为支点,向乳头方向推压(图 3-1-15),不要拉扯皮肤或滑动,以挤压、放松、挤压、放松的节奏压放 • 手指放松,但不要离开乳房。有节律地重复动作 • 轮流将拇指及手指呈绕圈式摆放在不同的位置重复按压,以利于不同象限的乳汁挤出。同一侧的乳房可交替利用左右手来挤奶	现在开始挤奶了,正确的手挤奶过程是不疼的,如果您感到疼痛,请您告诉我 注意:①避免揪住乳头向上牵拉,以使产妇不感到疼痛为宜;②避免太用力或压太深,以免阻塞乳腺管;③按压点在乳晕周围乳腺管的汇集处,才能有效挤出乳汁;④手指不要向前滑动,避免挤压乳头根部,无法顺利挤出乳汁
	图 3-1-15 手挤奶	
整理记录	• 安置产妇舒适卧位,整理床单位 • 整理用物 • 洗手 • 记录	

▶ **任务评价**

手挤奶技术评价表

▶ **问题探究**

新挤出的乳汁该如何储存?

答:刚挤出的乳汁,常温下放置不超过 4 小时,0~4℃的冷藏室放置不超过 3 天,-20~-18℃冷冻室不超过 6 个月,并且注意不放在冰箱门边,应放在冰箱内部,温度不受开关门影响。

测试题

▶ **职业精神**

天使之洁,贵在尽责

模块三 新生儿护理技术

任务四 人工喂养技术

▸ **目的**

在产妇无法亲喂时为新生儿提供营养。

▸ **准备**

1. **护士准备** 着装整齐,七步洗手法洗手,戴口罩。
2. **新生儿准备** 向产妇解释、取得配合。
3. **用物准备** 消毒好的圆口小杯子和勺子各1个,小方巾1条,事先挤好的乳汁(图3-1-16)。
4. **环境准备** 病室整洁,温度24~26℃,舒适。

▸ **实施**

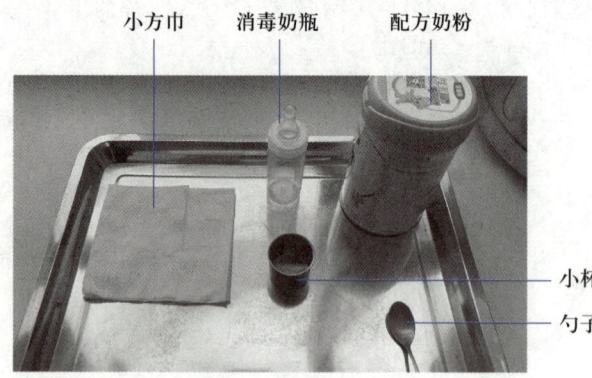

图 3-1-16 用物准备

 人工喂养技术操作视频

操作步骤见表3-1-4。

表 3-1-4 人工喂养技术操作步骤

操作流程	操作步骤	沟通与说明
核对解释	• 核对床号、姓名、腕带,向家属解释	您好,我是护士小×,请问您叫什么名字?(我叫×××)让我核对您和宝宝的腕带信息。您的宝宝由于吸吮力比较弱或其他原因导致无法含乳或吸吮,不能亲喂,所以我们需要试一试杯子或勺子喂奶给宝宝,好吗?(好的)那我先去准备一下,请稍等
准备乳汁	• 在杯中倒入一半或更少的乳汁	
摆体位	• 取半坐位,左手将婴儿垂直抱坐在大腿上	
铺巾	• 将小方巾垫在新生儿的下巴下,以保持清洁	我先在您宝宝下巴下垫个小方巾,免得弄脏衣服
喂养	• 杯喂:右手慢慢倾斜杯子,使杯内的乳汁没及杯沿,确保乳汁未被直接倾倒入新生儿的口内,以避免吸入气管,新生儿开始舔杯中的乳汁,舌头会形成一个凹槽,将乳汁带到喉咙以便咽下 • 勺喂:右手用勺子舀半勺乳汁,将勺子前端轻轻放在新生儿下嘴唇,引导新生儿伸舌舔舐乳汁 • 瓶喂:抱起新生儿,用左肘弯托住新生儿头颈部,用左手掌托住新生儿臀部,使其身体和头呈一条直线,头部稍高;右手取奶瓶,使乳汁充满整个奶嘴及瓶颈,用奶嘴触碰新生儿口唇,引导其主动含接奶嘴	注意:无论杯喂还是勺喂,在喂的时候不能直接倒进宝宝口中,以免造成误吸。需要耐心,让宝宝来主导喂养过程。瓶喂时奶瓶倾斜度应使乳汁始终充满奶嘴为宜,避免新生儿将空气吸入

操作流程	操作步骤	沟通与说明
拍嗝	• 轻擦新生儿口角乳汁,竖抱新生儿轻拍背部 3~5 分钟	我们喂完宝宝了,现在给宝宝拍嗝
整理记录	• 整理用物 • 洗手 • 记录	

▶ **任务评价**

人工喂养技术评价表

▶ **问题探究**

为什么不能将乳汁直接送入新生儿口中?

答:无论杯喂、勺喂还是瓶喂,都不能将乳汁直接送入新生儿口中,以免造成误吸。应该像哺乳一样,引导新生儿主动吸吮。

测试题

▶ **职业精神**

平凡地坚守　不凡使命

任务五　乳旁加奶技术

▶ **目的**

1. 提供新生儿营养。
2. 促进产妇乳汁分泌。

▶ **准备**

1. **护士准备**　衣帽整齐,洗手。
2. **产妇准备**　向产妇解释乳旁加奶的目的和过程,以取得配合。
3. **用物准备**　消毒的乳旁加奶器、奶瓶 1 个、胶布、配方奶或母乳、小毛巾或纸巾(图 3-1-17)。
4. **环境准备**　病室整洁,温度 22~24℃,关闭门窗,遮挡屏风。

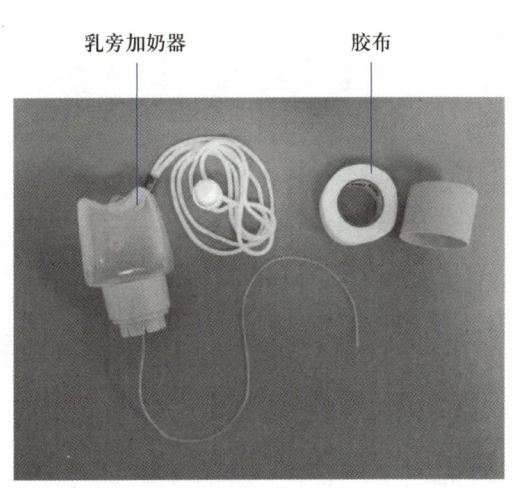

图 3-1-17　用物准备

模块三　新生儿护理技术　139

▶ 实施

操作步骤见表3-1-5。

表 3-1-5 乳旁加奶技术操作步骤

操作流程	操作步骤	沟通与说明
核对解释	• 核对床号、姓名、腕带,向家属解释	您好,我是护士小×,请问您叫什么名字?(我叫×××)让我核对您和宝宝的腕带信息,为了给您宝宝提供营养,促进母婴联结,也为了帮助您维持泌乳,我们可以尝试乳旁加奶(好的)我先准备一下,请您稍等
备奶	• 取出乳旁加奶器,配制适温奶液注入容器中	
指导产妇体位	• 协助产妇取坐位,背后靠软枕,脚下垫踏板	请您坐在这椅子上,脚踩这个脚凳。您这样舒适吗?我给您后背垫个软枕
固定导管	• 将储奶瓶通过吊绳悬于产妇颈部,调节吊绳长度,使储奶瓶置于高于、低于或平行于乳头位置,将导管呈弧形拉到乳头处,将两根导管分别用胶带固定在左右乳晕外侧1cm处,导管尖端超过乳头前端2mm左右(图3-1-18) 图 3-1-18 固定导管	
协助新生儿	• 将新生儿抱给产妇,准备哺乳(图3-1-19),在新生儿张嘴时将乳头与软管一同送入新生儿口中,松开吸吮一侧的导管,当新生儿吸吮乳头、口腔形成负压时乳汁吸出,根据新生儿吸吮、吞咽、呼吸的提示调节流速	现在您抱着宝宝,像平常一样哺乳,然后松开导管

续表

操作流程	操作步骤	沟通与说明
协助新生儿	![协助哺乳图] C 图 3-1-19　协助哺乳	
换边	• 吸吮 10~15 分钟后,换另一侧乳房; • 吸吮完毕后取下乳旁加奶器	现在这边喂得差不多了,咱们换另一边
拍嗝	• 哺乳后将新生儿拍嗝(图 3-1-20、图 3-1-21)。 图 3-1-20　竖抱拍嗝　　图 3-1-21　坐抱拍嗝	现在喂完了,可以给宝宝拍拍嗝
整理记录	• 整理用物 • 洗手 • 记录喂奶量	

▶ 任务评价

 乳旁加奶技术评价表

▶ 问题探究

乳旁加奶时,如何调节乳汁流速?

答:(1) 加快流速:可以通过挤捏奶瓶;移动绳扣,升高奶瓶;选用更大的导管。

(2) 降低流速:移动绳扣,降低奶瓶;选用更小的导管。

测试题

▸ 职业精神

敢用善用新技术

任务六 配方奶配制技术

▸ **目的**

满足因各种原因不能母乳喂养的新生儿的营养需要。

▸ **准备**

1. **护士准备** 着装整齐,七步洗手法洗手,戴口罩。
2. **用物准备** 500 ml 消毒量杯、配方奶粉、量勺、无菌调奶器(搅拌棒或勺)、消毒奶瓶/消毒小杯、恒温水壶、清洁方巾(图 3-1-22)。

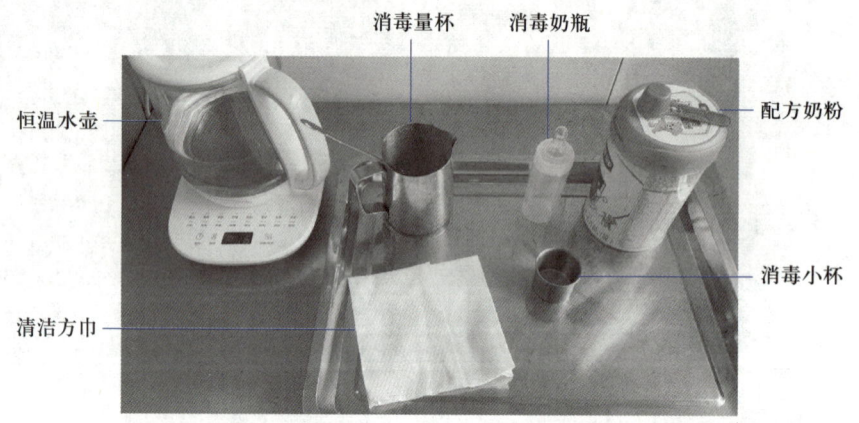

图 3-1-22 用物准备

3. **环境准备** 病室整洁,温度 24~26℃,关闭门窗。

▸ **实施**

操作步骤见表 3-1-6。

表 3-1-6 配方奶配制操作步骤

操作流程	操作步骤	沟通与说明
清洁	• 擦净桌面,保持清洁	
洗手	• 七步洗手法洗净双手并擦干	
冲泡	• 按配方奶罐上的比例说明放正确的水量至奶瓶或量杯中,水温不低于70℃。使用所附的汤匙(平匙),测量正确的奶粉量,并倒入奶瓶或量杯,转动奶瓶或用搅拌棒搅匀,使其完全溶解	水温:健康新生儿40~60℃,早产儿70℃左右 注意:过浓会使宝宝消化不良,大便中会带有奶瓣;过稀则会使宝宝营养不良

续表

操作流程	操作步骤	沟通与说明
调温	• 握住奶瓶放在水龙头下冲洗,或者将奶瓶放在盛放了冷水的容器中,迅速将其冷却到适合哺喂的温度。确保冷水的水平面低于奶瓶盖	
试温	• 用水温计测试温度,37~40℃则可以安全地喂新生儿	或将奶倒滴于手腕内侧或手背,以试其温度,如觉微温,即为适宜温度(约37℃)
整理记录	• 整理用物 • 配奶用具初步清洁后送消毒 • 洗手 • 记录喂奶量	配奶的量杯、搅拌勺、奶瓶和奶嘴一用一消毒

▶ **任务评价**

配方奶配制评价表

▶ **问题探究**

新生儿李×,出生时身长50 cm、体重3 kg,未解大小便,现出生后50小时,仍未解大小便,请问该新生儿发生了什么?为什么?

答:该新生儿摄入不足。可以通过以下三个方面判断新生儿是否摄入充分。

(1) 体重变化:出生头几天,体重减轻<10%,2周内回到出生体重。出生后头6个月,平均每周增加150 g,或每月增加600 g。若新生儿第1周体重下降>10%,或2周后体重仍较出生体重轻,或之后每个月体重增加少于600 g提示乳汁摄入不足。

(2) 尿量:新生儿通常出生24小时内尿1次,第二天约2次,第三天约3次第四天约4次,第5天后每天尿6~8次澄清或淡黄色尿。若次数减少或出现结晶尿提示乳汁摄入不足。

(3) 排便量:出生1~3天排深绿色或偏黑色胎便,第4~6天颜色转黄,第6天后至少3~4次稀便(仅限新生儿)。若新生儿大便次数少,量少且干,或仍解墨绿色胎便,提示乳汁摄入不足。

该新生儿出生后50小时,由于生理性体重下降的影响,从体重无法判断,需要观察大小便的情况,此时新生儿至少应该有1次大便、2次小便,而该新生儿仍未解大小便,因此提示摄入不足。

测试题

▶ **职业精神**

至精至微,做一个有温度的医务人员

项目二
新生儿皮肤护理技术

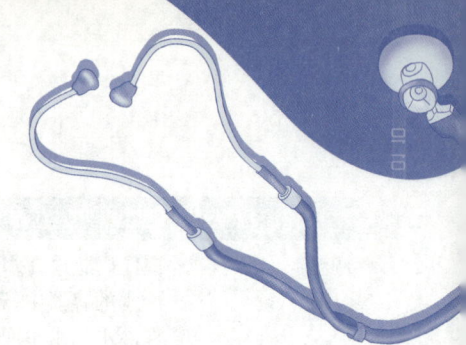

学习目标

知识目标：1. 掌握新生儿脐部、臀部的护理措施。
2. 掌握新生儿沐浴及新生儿抚触的意义及注意事项。

技能目标：1. 熟练掌握新生儿脐部、臀部护理技术。
2. 熟练掌握新生儿沐浴及新生儿抚触技术。

素养目标：1. 具有在"幼有所育"上持续精进的理念。
2. 具有较强的人文关怀理念，对新生儿关怀备至。
3. 具有良好的礼仪规范，行为举止符合礼仪要求。
4. 具有良好的沟通能力，与新生儿家属沟通融洽。
5. 具有良好的职业道德，谨言慎行，忠于职守。

临床案例

周××，32岁，G_1P_1，停经38周，无妊娠期合并症、并发症。产妇于2022年03月10日7:39顺产一活男婴。

周××之子，于2022年03月10日7:39经阴道分娩出生，体重3.15 kg，Apgar评分9-10-10分，出生后羊水清。新生儿生后26小时，查体：神清，发育正常，皮肤无明显黄染，无脓点，未见出血点，前囟平软，未触及肿块，颈软，双侧锁骨触诊连续，呼吸平顺，双肺呼吸音清，未闻及干湿啰音，心音有力，律齐，未闻及病理性杂音，腹平软，肝脾肋下未及，脐干洁，无渗血、渗液。四肢活动可，肌力、肌张力可，原始反射可引出。

任务分析

1. 新生儿出生后视新生儿大小便情况予以臀部护理，保持新生儿臀部清洁、干燥、舒适。
2. 新生儿出生24小时后，护士要进行新生儿皮肤的常规护理，包括新生儿沐浴、新生儿抚触、新生儿脐部护理等。

任务一　新生儿脐部护理技术

▸ **目的**

1. 保持脐部清洁,防止脐部感染。
2. 促进脐带干燥脱落。

▸ **准备**

1. **护士准备**　衣帽整齐,七步洗手法洗手,戴口罩。
2. **新生儿准备**　避开新生儿进食、排尿、排便时段,向家长解释脐部护理的目的和过程,取得家长配合。
3. **用物准备**　0.5%碘伏消毒液、75%乙醇、无菌棉签(图3-2-1)。
4. **环境准备**　室内空气清洁,安静,光线适宜,室温26~28℃,符合无菌要求,消毒隔离措施。

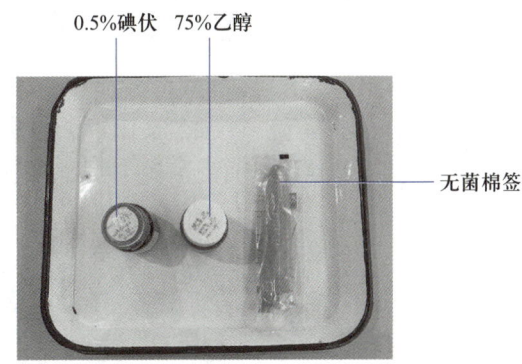

图 3-2-1　物品准备

▸ **实施**

 新生儿脐部护理技术操作视频

操作步骤见表3-2-1。

表 3-2-1　新生儿脐部护理技术操作步骤

操作流程	操作步骤	沟通与说明
核对解释	• 核对床号、姓名、产妇和新生儿腕带,向新生儿家属解释	您好,我是护士小×,请问您叫什么名字?(我叫×××)让我核对您和宝宝的腕带信息。为了保持您宝宝脐部清洁,防止脐部感染,今天需要给宝宝做脐部护理,我先看一下宝宝脐部情况,宝宝脐部无红肿、无分泌物、无渗血、无渗液、无异常气味,周围皮肤干燥清洁无破损。我去准备用物,您稍等
安置体位	• 将新生儿置于仰卧位,暴露新生儿腹部	您是×××女士吧,现在我给您宝宝脐部护理(可以)
消毒脐带	• 取无菌棉签蘸干脐窝内的水分及分泌物 • 线圈结扎法脐带:左手轻轻提起脐带结扎线暴露脐带根部,右手用75%乙醇棉签消毒脐带残端并环形消毒脐带根部,由内向外环形擦拭,直至干净,脐周皮肤消毒范围直径约5 cm • 脐带夹结扎法脐带:左手轻提脐带夹一端,暴露脐带根部,右手用75%乙醇棉签消毒脐带残端并环形消毒脐带根部,由内向外环形擦拭,直至干净(图3-2-2)	宝妈别担心,我会尽量轻柔一些 注意:每根棉签限用1次,不可来回擦,动作轻柔

模块三　新生儿护理技术　145

续表

操作流程	操作步骤	沟通与说明
消毒脐带	![消毒脐带] 图 3-2-2　消毒脐带	
消毒后处理	• 正常脐带：自然晾干，不需包裹 • 感染脐带：对脐轮红肿并有脓性分泌物者，可以先涂 3% 过氧化氢清洗后，再用 0.5% 碘伏消毒，必要时在操作前取分泌物做细菌培养	
整理记录	• 为新生儿重新包裹好 • 清理用物 • 洗手 • 记录	宝妈，脐带消毒好了，宝宝脐带脱落之前，不要试着去剥脱它，每天要清洁，并用 75% 的乙醇使其彻底干燥，包尿布的时候不要包裹住脐带，以免大小便污染脐带。脐带脱落后，继续用 75% 乙醇消毒脐窝处，直至分泌物消失。

▶ **任务评价**

 新生儿脐部护理技术评价表

▶ **问题探究**

1. 如何处理新生儿脐部感染？

答：脐炎表现为脐轮部发红，脐窝内潮湿有分泌物，有异味，周围皮肤糜烂。主要原因有脐带脱落过晚，脐窝小而深，换尿布不当等使脐部潮湿，以致病原菌生长，发生局部感染。应先给予 3% 过氧化氢溶液清洗，无分泌物后用 0.5% 碘伏消毒液或 75% 乙醇消毒，每日 2~3 次，暴露脐部，以利于干燥。

测试题

2. 如何处理新生脐带肉芽肿？

答：脐带肉芽肿又叫脐茸，是断脐后未愈合的伤口受异物的刺激或经常摩擦而形成的息肉样、樱红色小肉芽肿，呈米粒至黄豆大小，有脓血性分泌物，不易痊愈。可用 10% 硝酸银烧灼，肉芽夹除后加压包扎，用硝酸银处理时，注意勿烧伤周围皮肤。

▶ **职业精神**

 天使之洁，贵在尽责

任务二 新生儿臀部护理技术

▶ 目的

保持新生儿臀部清洁、干燥、舒适,预防皮肤破损和尿布性皮炎。

▶ 准备

1. **护士准备** 衣帽整齐,七步洗手法洗手,戴口罩。
2. **新生儿准备** 向家长解释脐部护理的目的和过程,取得家长配合。
3. **用物准备** 尿布、小方巾、水盆1个、新生儿用湿纸巾、护臀膏(图3-2-3)。

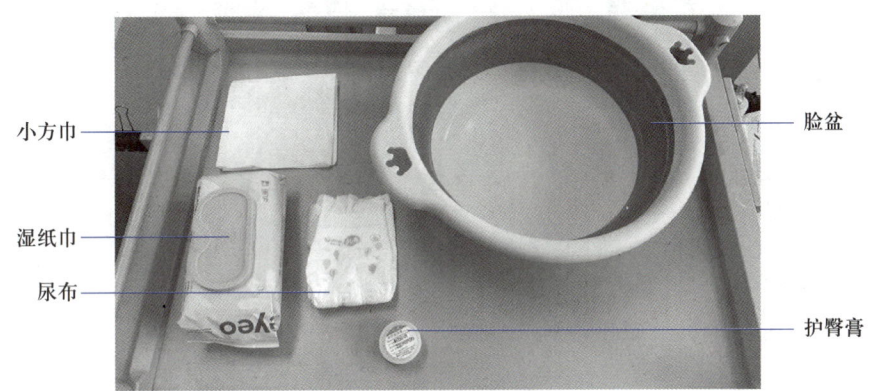

图 3-2-3 用物准备

4. **环境准备** 室内空气清洁,光线明亮,室温24~26℃。

▶ 实施

新生儿臀部护理技术操作视频

操作步骤见表3-2-2。

表 3-2-2 新生儿臀部护理技术操作步骤

操作流程	操作步骤	沟通与说明
核对解释	• 核对床号、姓名、产妇和新生儿腕带,向新生儿家属解释	您好,我是护士小××,请问您叫什么名字?(我叫×××)让我核对您的腕带信息,为了让您宝宝更舒服一点,我们要及时给宝宝更换尿布,预防宝宝红屁股
安置体位	• 将新生儿置于仰卧位,打开尿布检查大小便及臀部情况	您是×××女士吧,我先打开宝宝尿布看看,宝宝拉了大(小)便,没有红屁股,我去准备用物,您稍等
更换尿布	• 大小便:一手提起新生儿双足(图3-2-4),一手将尿布对折,清洁面向外垫于臀下,用新生儿护肤湿巾从前向后擦拭干净,再用温水毛巾洗净臀部,涂护臀膏,更换尿布(图3-2-5)	现在我给您宝宝更换尿布(可以) 注意:尿布不要包裹到新生儿脐部

模块三 新生儿护理技术

操作流程	操作步骤	沟通与说明
更换尿布	![图 3-2-4 更换尿布——提起双足] 图 3-2-4 更换尿布——提起双足 ![图 3-2-5 更换尿布——贴合尿布] 图 3-2-5 更换尿布——贴合尿布	注意：① 动作轻柔、敏捷，注意保暖；② 尿布大小、松紧适当；③ 应选择纯棉质布料或透气性能好的尿布 注意：观察大小便性质，必要时留取标本送检
整理记录	• 为新生儿重新包裹好 • 清理用物 • 洗手 • 记录。	尿布换好了，如您在家发现新生儿臀部皮肤异常，需来院就诊

▸ 任务评价

新生儿臀部护理技术评价表

▸ 问题探究

1. 如何判断新生儿大便是否正常？

答：健康足月儿一般在出生后12小时内开始排出黑色柏油样或墨绿色、黏稠、无臭味的胎便，此后逐渐过渡为绿黑色、黄绿色、金黄色，胎便可在3~4天内排完。早产儿由于胎便形成较少，肠蠕动乏力，通常胎便排出延迟，若排出延迟超过24小时，须排除消化道畸形。母乳喂养宝宝的大便呈软膏状，大都为金黄色或黄色，偶尔呈淡绿色，可见到奶瓣，无明显气味或略有酸味。母乳具有轻泻作用。所以，有时1天10次大便也不算异常；母乳容易消化吸收，所以，有时10天1次大便也很正常。奶粉喂养宝宝的大便呈泥状，大都为淡黄色或黄色，偶尔呈淡绿色，可见到奶瓣，无明显气味或略有臭味。奶粉喂养宝宝比母乳喂养宝宝的大便次数一般要少，通常1天1~4次。

2. 如何判断新生儿小便是否正常？

答：新生儿一般在出生后24小时内排尿。但也有宝宝会在分娩过程中就会第1次排尿，

所以出生后的第 1 天里可能不再排尿,如果出生后 48 小时无尿,则要考虑有无泌尿系统畸形。出生前 5 天每天尿 1 次比较多见;5 天后,每天尿 6~8 次澄清或淡黄色尿。次数减少或者出现结晶尿可能提示摄入不足。

▸ 职业精神

 天使之洁,贵在尽责

任务三　新生儿沐浴(盆浴)技术

▸ 目的

1. 保持皮肤清洁,预防皮肤感染。
2. 促进血液循环,增加新生儿舒适感。

▸ 准备

1. **护士准备**　衣帽整洁,七步洗手法洗手,戴口罩。
2. **新生儿准备**　向新生儿母亲或家属解释、取得配合。
3. **用物准备**　大毛巾、小毛巾、新生儿包被、新生儿沐浴液、清洁衣裤及尿布(或纸尿裤)、液状石蜡、5% 鞣酸软膏、75% 乙醇、手消毒液、消毒植物油、抗生素眼液、棉球、棉签、水温计、适量温水(1/3~1/2 盆)、沐浴台(图 3-2-6)。

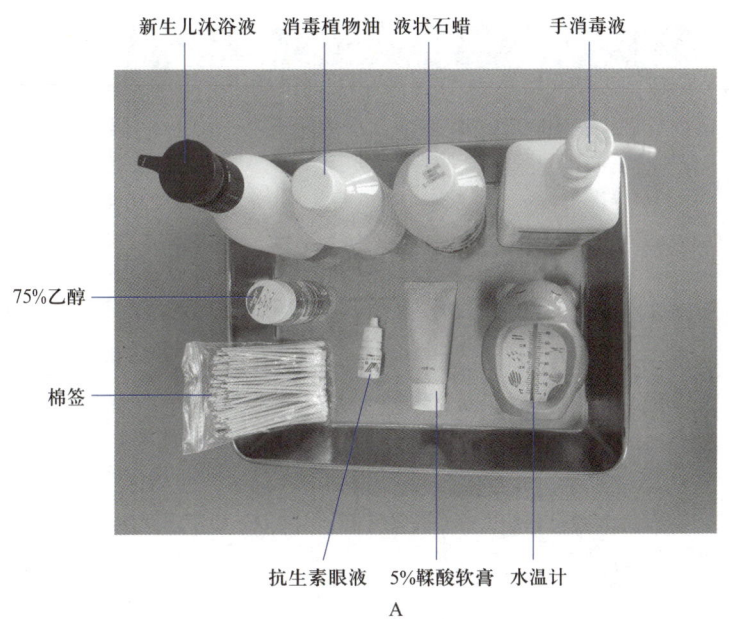

A

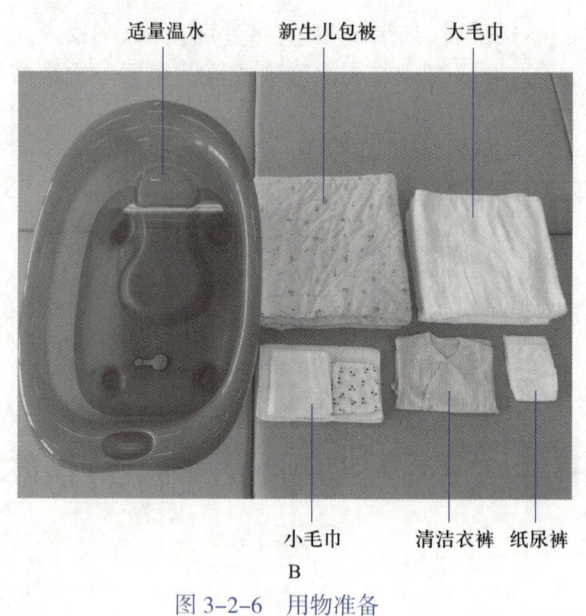

适量温水　新生儿包被　大毛巾

小毛巾　清洁衣裤　纸尿裤
B

图 3-2-6　用物准备

4. 环境准备　室内空气清洁，光线明亮，室温 26~28℃，水温 38~42℃，符合无菌要求，有消毒隔离措施。

▶ **实施**

 新生儿沐浴（盆浴）技术操作视频

操作步骤见表 3-2-3。

表 3-2-3　新生儿沐浴（盆浴）操作步骤

操作流程	操作步骤	沟通与说明
核对解释	• 核对医嘱，查对新生儿腕带、脚环信息，向新生儿母亲或家属解释新生儿沐浴的目的，取得配合	您好，我是护士小×，请问宝宝叫什么名字？（宝宝叫×××）让我核对您和宝宝的腕带信息，宝宝最近一次吃奶是什么时间？（1小时以前）宝宝现在情绪如何？（情绪平和安稳）今天是新生儿出生第一天，为了保持宝宝皮肤清洁，增加新生儿舒适感，今天要给宝宝洗澡（好的）
操作前评估	• 评估新生儿精神状态及皮肤情况	我先看一下宝宝皮肤情况，皮肤完好，无破损，我去准备用物，您稍等。（好的）
再次核对	• 再次核对医嘱，查对新生儿腕带、脚环信息	您是×××女士吧，（是）我需要再核对一下您和宝宝腕带信息。我现在带宝宝去沐浴室洗澡，请一位家属随同（好的）
测试水温	• 水温计测试水温，38~40℃，或手腕内侧试温，以感觉温暖不烫为宜	您可以用水温计或者手腕测试水温（好的）
打开包被	• 打开包被，脱去新生儿衣服，检查全身情况，用浴巾包裹新生儿	您在为新生儿脱衣服时动作应轻柔（好的）

续表

操作流程	操作步骤	沟通与说明
清洗头面部	• 左手托住新生儿头颈部，左前臂托住其背部，将新生儿下肢夹在左侧腋下，用左手拇指和中指捏住新生儿双耳，右手拿小方巾浸湿，先用毛巾一角擦洗眼部，从眼内眦擦向眼外眦，更换毛巾部位，同样方法擦洗另外一只眼睛 • 更换毛巾部位，依次擦洗额头、鼻翼、脸颊、下颌 • 右手用水打湿新生儿头发，取适量洗发露于手中揉搓均匀后轻轻涂抹在新生儿头部，清洗头部、颈部及耳后，并用清水冲洗干净，用大毛巾擦干头发(图3-2-7)	您在为新生儿清洁头部时，应注意避免浴水进入新生儿耳、鼻、眼、口腔内，注意更换毛巾不同部位进行新生儿面部各个部位的清洁(好的)
	图3-2-7 洗头面部	
清洗躯干及四肢	• 撤去大浴巾，去除尿布，左手握住新生儿头颈部，右手抓握新生儿足踝部，轻轻地将新生儿放入浴盆中，左手拇指和食指握住新生儿左上臂，其余三指于新生儿左侧腋窝处，左手腕关节垫在新生儿的头颈部下面，新生儿呈半坐姿势，右手持小毛巾，依次清洗新生儿颈部、双侧腋下、双上肢、前胸部、腹部、双侧腹股沟处、会阴部、双下肢 • 左右手交接将新生儿翻过来，让其上身伏在操作者的右前臂上，依次清洗后颈部、背部、臀部(图3-2-8、图3-2-9)	您在为新生儿清洁腹部时，注意保护未脱落的脐带残端(好的)
	图3-2-8 洗上肢　　　图3-2-9 洗背部	
擦干全身皮肤	• 洗毕，将新生儿抱至沐浴台上，迅速用大毛巾包裹并蘸干全身水迹	您在为新生儿擦干全身水分时，应注意皮肤褶皱处(好的)

续表

操作流程	操作步骤	沟通与说明
浴后护理	• 用棉签蘸用75%乙醇消毒脐部,从脐根到脐轮依次由内至外按照顺时针方向擦拭消毒2~3次 • 用5%鞣酸软膏涂抹于新生儿臀部。为新生儿穿好新的尿布、干净的衣服,裹好包被(图3-2-10) 图3-2-10 脐部护理	沐浴后需做好脐部护理、臀部护理(好的)
核对信息,返回病房	• 核对新生儿信息,将新生儿交由其母亲或家属	您好,请问您的名字?(我是×××)让我核对一下您和宝宝的腕带信息,核对无误。现在已经给宝宝洗完澡了,宝宝脐部干燥无感染征象,身体皮肤完好。请您注意保持宝宝脐部清洁干燥,如果出现脐部红肿、渗液渗血,请及时通知我,我会尽快来处理的。请问您还有其他需要吗?(没有了,谢谢)感谢您的配合,有事请您按呼叫器,我也会来巡视病房(好的)
整理记录	• 整理用物,洗手,记录新生儿皮肤及脐部情况	

▶ **任务评价**

 新生儿沐浴(盆浴)技术评价表

▶ **问题探究**

测试题

新生儿沐浴时应该注意哪些问题?

答:新生儿沐浴宜在喂奶1小时后进行。新生儿出现频繁呕吐、腹泻、发热时不宜沐浴。早产儿沐浴需谨慎。沐浴时,勿使水进入耳、鼻、眼、口腔。操作前应仔细检查新生儿全身皮肤,出现红肿、脓包、烫伤、外伤、糜烂等情况时不宜沐浴。操作过程中,注意观察新生儿全身皮肤及四肢活动情况。沐浴过程中,操作者应始终用手保护新生儿。

▶ **职业精神**

 迎新使者,护佑生命之舟扬帆起航

任务四 新生儿抚触技术

▶ 目的

1. 促进新生儿胃肠蠕动,增强消化吸收,利于体重增长。
2. 促进新生儿血液循环和新陈代谢。
3. 促进新生儿神经系统发育,增加小儿应激能力和情商。
4. 促进新生儿免疫系统的完善,提高其自身免疫力。
5. 促进新生儿睡眠,利于情绪稳定。
6. 促进母婴情感交流,满足新生儿情感需求。

▶ 准备

1. **护士准备** 衣帽整洁,修剪指甲、七步洗手法洗手,戴口罩。
2. **新生儿准备** 向新生儿母亲或家属解释操作的目的、内容,以取得配合。
3. **用物准备** 抚触台、室温计、手消毒液、新生儿抚触油、纸尿裤、清洁衣物、音乐播放器等(图3-2-11)。
4. **环境准备** 室内空气清洁,光线柔和,安静、安全,室温 28~30℃,新生儿全裸时,可在可调温的操作台上进行,台面温度 36~37℃,有条件播放柔缓的轻音乐更佳。

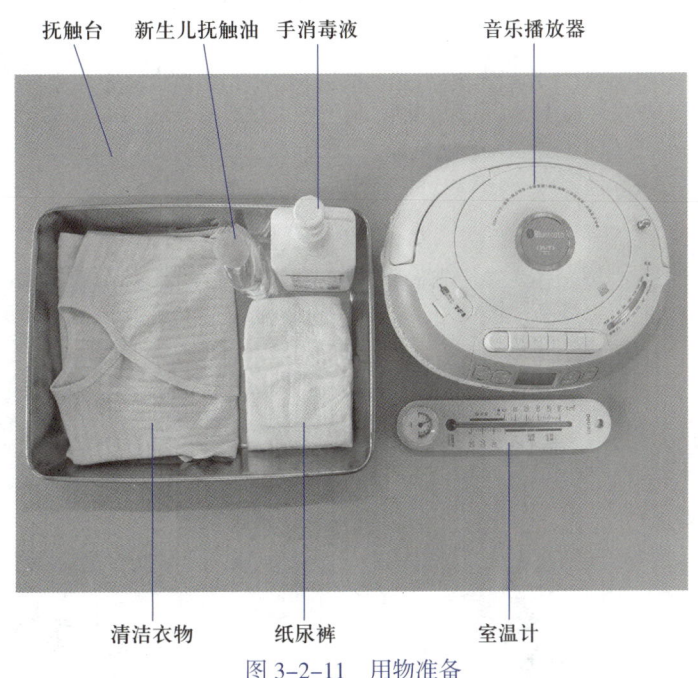

图 3-2-11 用物准备

▶ 实施

新生儿抚触技术操作视频

操作步骤见表 3-2-4。

表 3-2-4 新生儿抚触操作步骤

操作流程	操作步骤	沟通与说明
核对解释	• 核对医嘱，查对新生儿腕带、脚环信息，向新生儿母亲或家属解释抚触的目的，取得配合	您好，我是护士小×，请问您叫什么名字？（我叫×××）让我核对您和宝宝的腕带信息，宝宝出生时间是何时？（昨天），宝宝最近一次吃奶是什么时间？（1小时以前），宝宝现在情绪如何？（情绪平和安稳）今天是新生儿出生第一天，为了促进宝宝神经系统发育，增强消化吸收能力（好的）今天要给宝宝做抚触，我先看一下宝宝皮肤情况，皮肤完好，无破损，我去准备用物，您稍等（好的）
操作前评估	• 评估新生儿精神状态及皮肤情况	
再次核对	• 再次核对医嘱，查对新生儿腕带、脚环信息	您是×××女士吧，我再核对一下宝宝腕带信息。我现在带宝宝去做抚触，请一位家属随同（好的）
抚触前准备	• 打开新生儿包被，脱去新生儿衣物，适当保暖 • 操作者倒适量抚触油于手掌中，双手揉搓温暖	您为新生儿脱衣服时动作应轻柔（好的）
抚触头面部	• 额部：操作者两手拇指指腹从眉间向两侧滑动 • 下颌部：两手拇指从下颌中央向两颊以上滑行（两侧耳垂滑动），使新生儿上下唇形成微笑状 • 头部：操作者一手托住头部，另一手示指、中指、无名指指腹从前额发际向上、向后抚向脑后，最后停留在双侧耳后乳突部，并用中指指腹轻压乳突部，换手，同法抚触另半部（图3-2-12）	您在给新生儿做抚触时，应与宝宝有眼神和语言交流，可以用哼唱儿歌的方式与宝宝交流。抚触顺序依次为新生儿头面部、胸部、腹部、上肢、下肢、背部（好的）

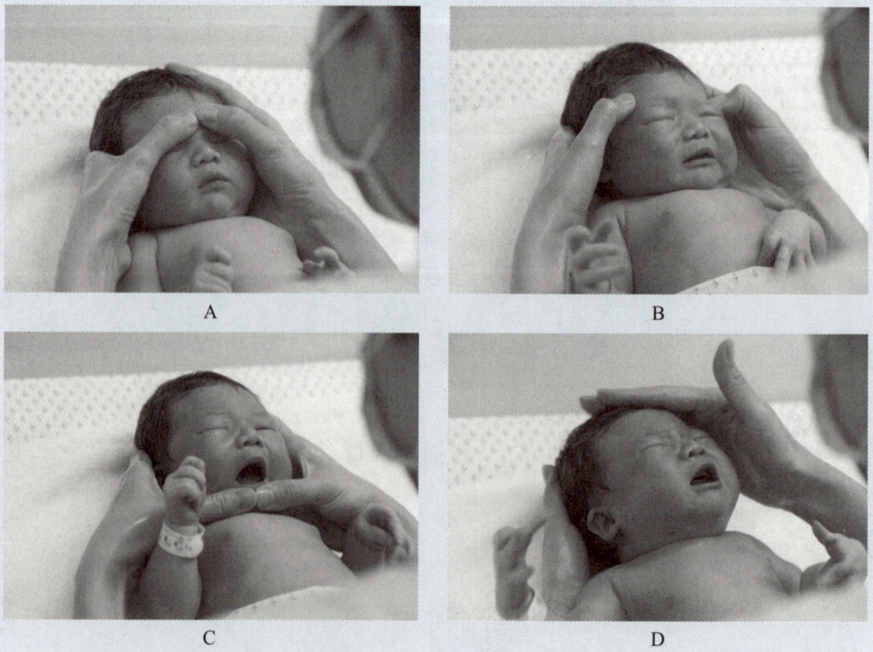

图 3-2-12 抚触头面部

续表

操作流程	操作步骤	沟通与说明
抚触胸部	• 操作者双手示指、中指指腹分别从胸部的外下方(两侧肋下缘)向对侧上方交叉推进,至两侧肩部,在胸部划一个大的交叉,避开新生儿的乳头(图 3-2-13) 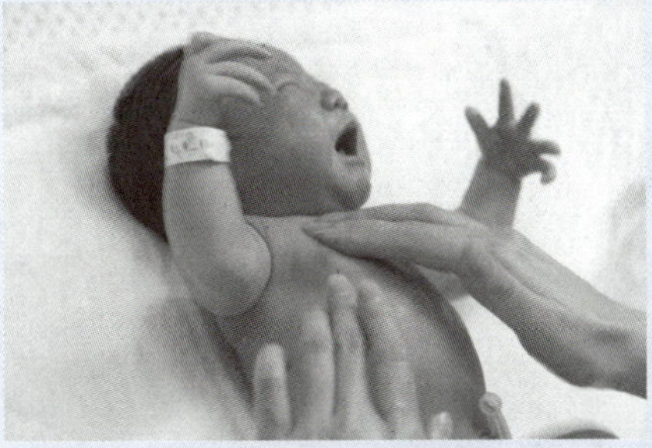	您在抚触新生儿胸部时,应注意避开乳头(好的)

图 3-2-13　抚触胸部

抚触腹部	• 操作者双手示指、中指指腹从新生儿的右下腹至右上腹、左上腹,再向左下腹移动,呈顺时针方向画半圆抚触腹部,双手交替进行,避开新生儿的脐部和膀胱(图 3-2-14) 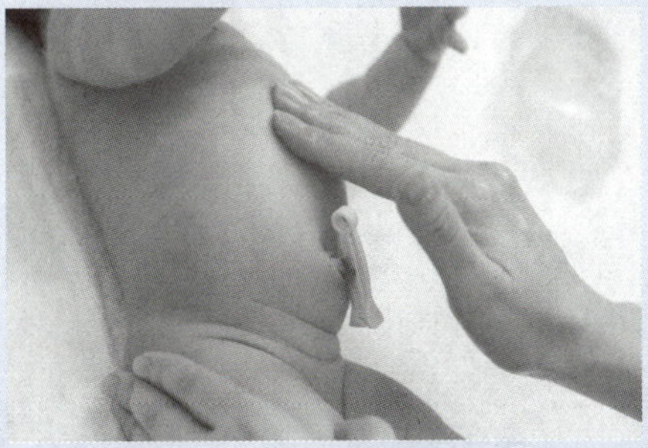	您在抚触新生儿腹部时,应注意避开新生儿脐部和膀胱(好的)

图 3-2-14　抚触腹部

抚触上肢	• 操作者双手交替抓住新生儿的一侧上肢,从上臂轻轻滑行至手腕 • 然后在滑行的过程中从近端向远端分段挤捏、按摩肌肉 • 再用拇指指腹从新生儿掌面根部向手指方向推进按摩,并轻轻提拉每个手指 • 同法抚触对侧上肢及双下肢(图 3-2-15) 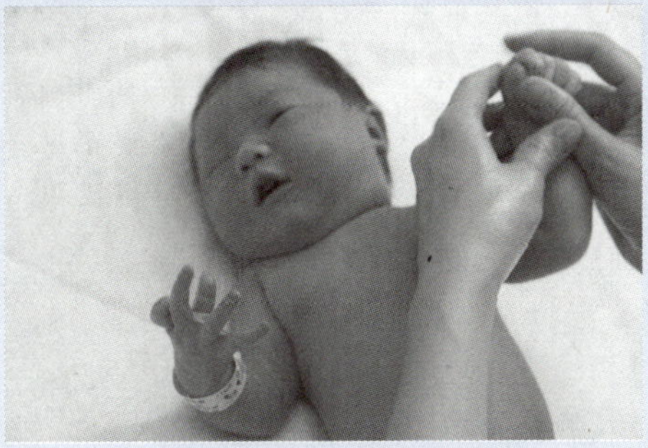	您为新生儿做抚触时,应注意逐渐加力,让新生儿慢慢适应(好的)

图 3-2-15　抚触上肢

模块三　新生儿护理技术

续表

操作流程	操作步骤	沟通与说明
抚触下肢	• 同法交替抚触双下肢,操作者双手从新生儿大腿轻轻捏至膝、小腿、脚踝部,然后按摩足底、足背和足趾(图 3-2-16) 图 3-2-16 抚触下肢	抚触过程中,如果新生儿四肢弯曲,不要强行伸直,避免损伤关节(好的)
抚触背部及臀部	• 使新生儿俯卧在床上(注意新生儿头部偏向一侧,保证其呼吸通畅),以脊椎为中分线,操作者双手放置于背部上端,与脊椎平行,从脊椎向外侧滑行,移动双手至侧胸部,重复进行,部位逐渐下移至臀部,做横向抚触,最后双手轮流由新生儿头顶沿脊椎抚触至骶部,做纵向抚触,两手掌心在两侧臀部做环形抚触(图 3-2-17) A　　B 图 3-2-17 抚触背部	您在抚触新生儿背部时,应让新生儿头偏向一侧,保证呼吸顺畅(好的)
抚触后处理	• 抚触结束后,为新生儿穿好纸尿裤、穿好衣服,包好包被	您为新生儿穿衣服时动作应轻柔。(好的)
核对信息,返回病房	• 核对新生儿腕带、脚环信息,将新生儿交由其母亲或家属	您好,您是×××女士吧,我再核对一下宝宝腕带信息。现在已经给宝宝做完抚触了,请您注意抚触后新生儿身体状态、精神状态及睡眠情况。请问您还有其他需要吗?(没有了,谢谢)感谢您的配合,有事请您按呼叫器,我也会来巡视病房(好的)
整理记录	• 整理用物,洗手,记录新生儿皮肤情况和抚触时间	

▶ **任务评价**

新生儿抚触技术评价表

▸ 问题探究

新生儿抚触时应该注意哪些问题?

答:新生儿出生 24 小时后可以开始抚触,可选择在洗澡后或两次喂奶之间新生儿清醒、安静状态时进行,新生儿饥饿或喂奶后 1 小时内不宜进行抚触;每日抚触 1~2 次,每次抚触时间为 10~15 分钟,每个部位的动作重复 4~6 次;抚触过程中注意观察新生儿反应,如果新生儿出现哭闹、皮肤颜色变化、肌张力增高等情况时,应暂缓或停止抚触。抚触过程中动作应熟练,手法正确、力度适宜,以皮肤微微发红为宜,注意与新生儿有目光和语言交流。

测试题

▸ 职业精神

弓背弯腰,彰显"天使"魅力

项目三
新生儿检查护理技术

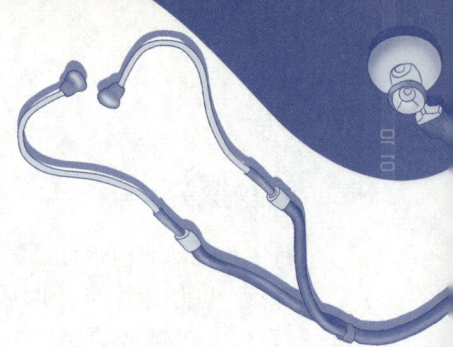

学习目标

知识目标：1. 掌握新生儿体重、身长、头围和胸围正常值。
    2. 掌握新生儿体温正常值。
    3. 掌握新生儿血糖、胆红素正常值；新生儿低血糖及新生儿黄疸临床表现。
    4. 掌握新生儿听力筛查及遗传代谢性疾病的筛查时间及注意事项。

技能目标：1. 熟练掌握新生儿体格测量技术。
    2. 熟练掌握新生儿体温测量技术。
    3. 熟练掌握新生儿血糖、胆红素测量技术。
    4. 熟练掌握新生儿听力筛查及新生儿足跟血采集技术。

素养目标：1. 具有在"幼有所育"上持续精进的理念。
    2. 具有较强的人文关怀理念，对新生儿关怀备至。
    3. 具有良好的礼仪规范，行为举止符合礼仪要求。
    4. 具有良好的沟通能力，与新生儿家属沟通融洽。
    5. 具有良好的职业道德，谨言慎行，忠于职守。

临床案例

王××，32岁，G_1P_1，停经41周，妊娠期糖尿病，产妇于2023年08月19日9:26顺产一活女婴。

王××之女，于2023年08月19日9:26经阴道分娩出生，身长51 cm，体重4.3 kg，出生后羊水清，Apgar评分10-10-10分，新生儿出生反应可，大小便未解，双侧锁骨触诊连续。

任务分析

1. 新生儿出生后产房护士要进行体格测量，包括身长、体重、胸围、头围。
2. 新生儿母亲妊娠期糖尿病，新生儿为巨大儿，出生后产房护士需要检测血糖。
3. 新生儿出生后，病房护士要进行体温、胆红素等每日常规检测。
4. 新生儿出生后48~72小时，病房护士要给新生儿进行新生儿听力筛查。
5. 新生儿出生后72小时，病房护士要进行遗传代谢性疾病筛查。

任务一　新生儿体格测量技术

▶ **目的**

监测新生儿生长发育情况。

▶ **准备**

1. **护士准备**　衣帽整齐,洗手。
2. **新生儿准备**　避开新生儿哭闹时段。
3. **用物准备**　新生儿磅秤,身长测量板、皮尺(图3-3-1)。

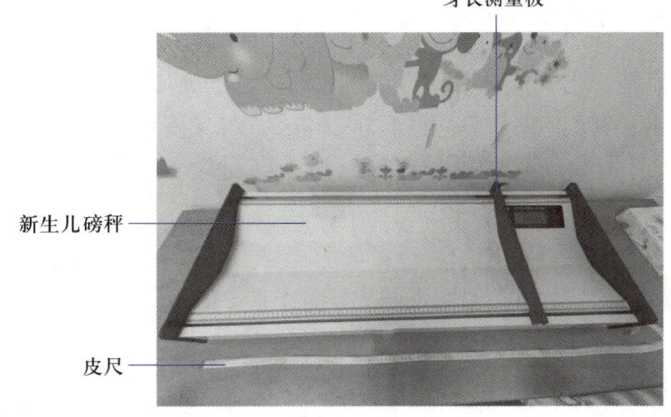

图3-3-1　新生儿体格测量物品准备

4. **环境准备**　关闭门窗,室温26~28℃。

▶ **实施**

操作步骤见表3-3-1。

表3-3-1　新生儿体格测量技术操作步骤

操作流程	操作步骤	沟通与说明
核对解释	• 核对床号、姓名、腕带,向家属解释	您好,请问您叫什么名字?(我叫×××)让我核对您的腕带信息,为了了解宝宝发育情况,现在给您的宝宝测身高、体重、头围、胸围
测身长	• 将测量板放置平稳,放一块清洁垫巾于测量板,清洁双手并擦干后,抱起新生儿置于测量板上并呈仰卧位(图3-3-2) • 使小儿头顶轻贴测量板的顶端(如不合作者,可由助手固定头部使两耳在同一水平),操作者左手按住小儿双膝使双腿靠拢并伸直,右手移动足板,接触两侧足跟,并与底板相互垂直,使两侧标尺刻度读数相同	我先给宝宝测身长,宝宝身长是×× 注意:测量身长时应使新生儿双下肢充分伸展,推动滑板的动作要轻快,以减少误差

操作流程	操作步骤	沟通与说明
测身长	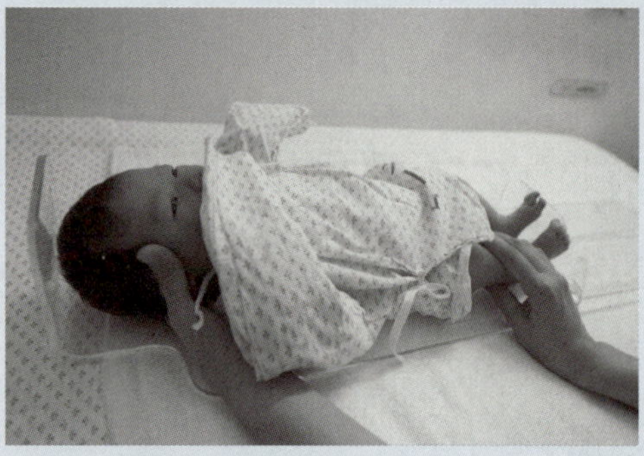 图 3-3-2 • 查看刻度，准确读出身长厘米数，精确到 1 cm	
测体重	• 打开磅秤开关 • 放一块清洁垫巾于磅秤上，调节磅秤至零点(图 3-3-3) • 将新生儿(未穿尿布及衣服)轻放在秤盘上，一手悬于新生儿侧方，以便保护新生儿安全，快速读表(图 3-3-4)	现在给宝宝测体重，宝宝体重是×× 注意：① 每次测量体重前必须先调节新生儿磅秤至零点，托盘平衡后方可使用；② 若测得体重的数值与前一次所测数值差异较大时，应重新进行测量、核对
	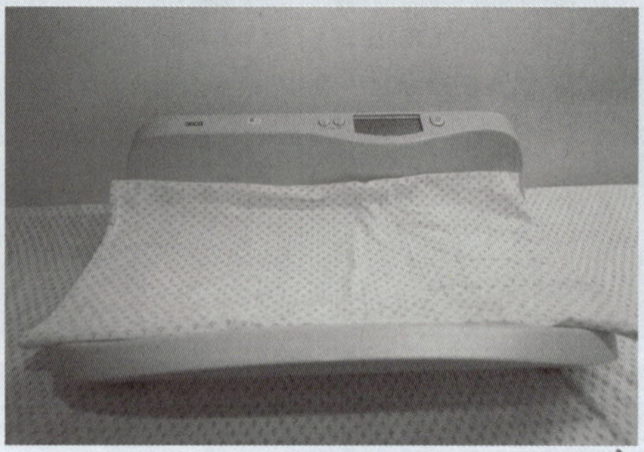 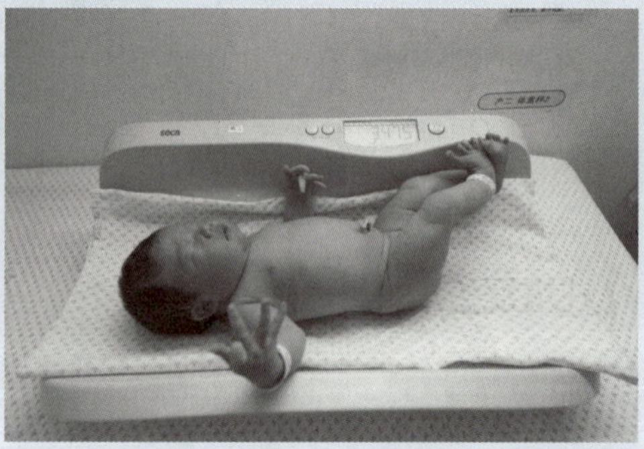 图 3-3-3 调节磅秤 图 3-3-4 放置新生儿	
测胸围	• 用右手拇指将软尺"0"点固定于新生儿胸前乳头下缘，左手拉软尺经右侧绕至后背两肩胛骨下角下缘，再经左侧回至"0"点，准确读数，以厘米为单位，精确到 0.1 cm(图 3-3-5) • 为新生儿穿好衣服，根据需要适当包裹 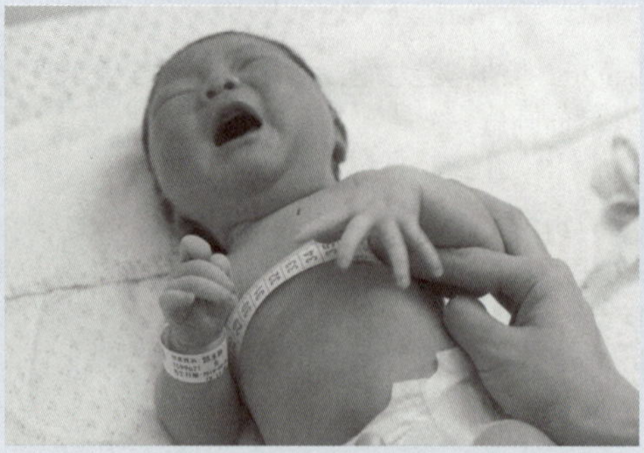	现在给宝宝量胸围，宝宝胸围是×× 注意：测量胸围时，注意左右对称，软尺轻轻接触皮肤
	图 3-3-5 测胸围	

操作流程	操作步骤	沟通与说明
测头围	• 将新生儿抱至检查台上,测量者站在新生儿前面或右侧 • 用左手拇指将软尺"0"点定于新生儿头部右侧齐眉弓上缘处,再从头右侧向后经枕后围绕至"0"点,准确读数,以厘米(cm)为单位,精确到 0.1 cm(图 3-3-6)  图 3-3-6 测头围	现在给宝宝量头围,宝宝头围是×× 注意:测量头围时软尺应紧贴小儿皮肤,左右对称。测量中应注意观察新生儿头部、囟门的形状
整理记录	• 整理用物 • 洗手 • 记录体重、身长、头围及胸围的测量值	您在回家后也需要定期给宝宝测身高、体重、头围、胸围,并记录下来,以便监测宝宝生长发育状况 注意:① 如小儿哭闹或出现异常呼吸,不要勉强测量;② 测量过程中要注意新生儿安全和保暖

▶ 任务评价

新生儿体格测量技术评价表

▶ 问题探究

新生儿胡某,出生身长 50 cm、体重 3 kg、头围 34 cm,胸围 32 cm,现出生后 1 个月,身长 55 cm、体重 4 kg、头围 36 cm,胸围 34 cm。请问该新生儿体格发育水平是否正常,为什么?

答:根据小儿出生至青春期体重、身长、头围及胸围生长规律评价其发育水平。

(1) 体重 新生儿出生体重与胎次、胎龄、性别及宫内营养状况有关。男孩出生体重平均为 3.3 ± 0.4 kg,女孩为 3.2 ± 0.4 kg,出生后第 1 周内由于摄入不足、水分丧失及排出胎粪,体重可暂时性下降 3%~9%,一般不超过 10%,在生后 3~4 日达到最低点,以后逐渐回升,常于第 7~10 日恢复到出生时的水平,这一过程称为生理性体重下降。小儿年龄越小,体重增长越快。正常足月儿生后第 1 个月体重可增长 1~1.5 kg;生后 3 个月时体重约为出生时的 2 倍(6 kg)。第 1 年内小儿前 3 个月体重的增长值约等于后 9 个月体重的增长值,即 1 岁时小儿体重为出生时的 3 倍(9 kg),呈现第 1 个生长高峰。生后第 2 年体重增加 2.5~3.5 kg,2 岁时体重约为出生时的 4 倍(12 kg);2 岁后到青春前期体重增长减慢,每年增长约 2 kg。进入青春期后体格生长再次加快,呈现第 2 个生长高峰。评价某一小儿的生长发育状况时,应连续定期监测其体重,发现体重增长过多或不足,须追寻原因。该新生儿出生后 1 个月,体重增长 1 kg,正常。

(2) 身高 3 岁以下小儿立位测量不易准确,应仰卧位测量,称身长;3 岁以后立位测量,称身高。卧位与立位测量值相差 1~2 cm。身高(长)的增长规律与体重增长相似,年龄越小增长越快,也出现婴儿期和青春期两个生长高峰。新生儿出生时身长平均为 50 cm。出生后 1 个月增加 4~6 cm,生后第 1 年身长平均增长约 25 cm,其中前 3 个月增长 11~12 cm,约等于后 9 个月的增长,故 1 岁时身长约 75 cm。第 2 年增加速度减慢,平均为 10 cm,到 2 岁时身长约 85 cm。2 岁后身长(高)稳步增长,平均每年增加

5~7 cm，至青春期出现第 2 个身高增长加速期。该新生儿出生后 1 个月，身高增长 5 cm，正常。

(3) 头围　头围与脑和颅骨的发育密切相关。胎儿时期脑发育居各系统的领先地位，故出生时头围相对较大，平均 32~34 cm。头围在 1 岁以内增长较快，出生后 1 个月头围可增长 2~3 cm，前 3 个月和后 9 个月都约增长 6 cm，故 1 岁时约 46 cm。1 岁以后头围增长明显减慢，2 岁时约 48 cm，2~15 岁增长 6~7 cm。头围测量在 2 岁前最有价值。较小的头围常提示脑发育不良；头围增长超常可能提示脑积水。该新生儿出生后 1 个月，头围增长 2 cm，正常。

测试题

(4) 胸围　胸围大小与肺、胸廓的发育密切相关。出生时胸围比头围小 1~2 cm，约 32 cm。1 岁时头围、胸围相等，以后则胸围超过头围。1 岁左右头围和胸围的增长曲线形成交叉。头围、胸围增长曲线的交叉时间与小儿营养和胸廓发育有关，肥胖儿由于胸部皮下脂肪厚，胸围可于 3~4 个月时暂时超过头围；营养较差、佝偻病等小儿的胸围超过头围的时间可推迟到 1.5 岁以后。1 岁至青春前期胸围超过头围的厘米数约等于小儿岁数减 1。该新生儿出生后 1 个月，胸围增长 2 cm，正常。

▶ **职业精神**

至精至微，做个有"温度"的医务人员

任务二　新生儿体温测量技术

▶ **目的**

监测新生儿体温变化，及时发现新生儿体温异常。

▶ **准备**

1. **护士准备**　衣帽整齐，洗手。
2. **新生儿准备**　向家长解释体温测量的目的和过程，取得家长配合。
3. **用物准备**　电子体温计，无菌纱布，液状石蜡（图 3-3-7）。
4. **环境准备**　室内空气清洁，光线明亮，室温 24~26℃。

▶ **实施**

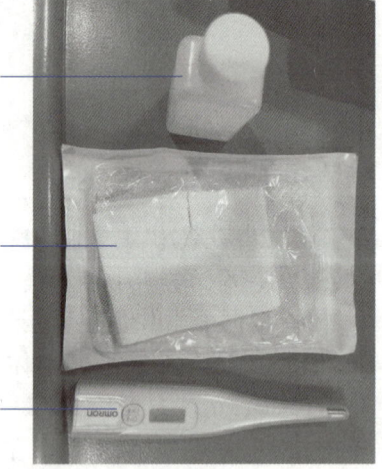

图 3-3-7　用物准备

新生儿体温测量技术操作视频

操作步骤见表 3-3-2。

表 3-3-2　新生儿体温测量技术操作步骤

操作流程	操作步骤	沟通与说明
核对解释	• 核对床号、姓名、腕带，向新生儿家属解释	您好，我是护士小×，请问您叫什么名字？（我叫×××）让我核对您和宝宝的腕带信息，为了解宝宝体温情况，我们每天要给宝宝测 2 次体温，我准备一下，您稍等

续表

操作流程	操作步骤	沟通与说明
选取测量体温的方法	• 腋温 (1) 部位:解开上衣,取纱布擦干一侧腋下 (2) 方法:将电子体温计放于新生儿腋窝深处紧贴皮肤,扶持新生儿上肢,帮助夹紧体温计(图3-3-8) (3) 时间:3分钟 • 肛温 (1) 部位:新生儿取仰卧位,取下尿布,暴露臀部 (2) 方法:护士左手握紧新生儿双足踝部并提起,固定新生儿双足;右手将已润滑的肛表轻轻插入肛门(婴儿1.25 cm,幼儿2.5 cm),并握住肛表用手掌根部和手指将双臀轻轻捏住,固定,防止肛表由肛门脱出(图3-3-9) (3) 时间:3分钟	注意:① 测温时动作要轻柔,防止损伤皮肤、黏膜;② 测量肛温时,女婴的肛门与阴道口的距离接近,要防止将体温计误插入阴道;③ 选择适宜的测温时间,在哭闹、洗澡、进食20分钟后方可测温;④ 每日常规测温2次,如体温高于37.5℃或低于36.0℃,应每4小时测量1次

图 3-3-8　腋温测量　　　　　　　　图 3-3-9　肛温测量

读数	• 取出体温计,读数,用消毒纱布擦拭	您宝宝的体温是××。一会×点我会再来给宝宝测体温
消毒	• 体温计置于消毒液中浸泡消毒	
整理记录	• 帮新生儿整理衣被 • 清理用物 • 洗手 • 记录	注意:判断新生儿体温是否正常,是否与病情相符,体温与病情不符时,重新测量;体温异常者,观察新生儿的伴随症状,告知医务人员,做出相应的处理

▶ **任务评价**

新生儿体温测量技术评价表

▶ **问题探究**

1. 婴幼儿测量体温为什么不用水银体温计?

答:水银体温计有可能破碎,水银挥发并被人体吸收,会导致中毒。另外,如水银体温计破碎,易对新生儿造成伤害。

2. 给新生儿测体温时,如何控制影响因素?

答:给新生儿测量体温时,一定要注意排除部分影响因素。因为新生儿的体温调节中枢尚

测试题

模块三　新生儿护理技术　163

不健全,较多因素都可能会影响体温测量。比如周围环境过热或者新生儿穿衣过多,可能会导致体温升高。另外,部分新生儿哭闹、吃奶或者搂抱等因素,也可能导致体温升高。因此,给新生儿测量体温,尽量选择喂奶半小时后再测量,最好在新生儿安静躺着睡觉时测量,会使测量结果比较准确。

▶ 职业精神

坚守白衣初心

任务三　新生儿血糖、胆红素测量技术

▶ 目的

1. 动态监测新生儿血糖水平,为临床治疗提供依据。
2. 动态监测新生儿黄疸水平,避免发生胆红素脑病。

▶ 准备

1. **护士准备**　衣帽整洁,七步洗手,戴口罩。
2. **新生儿准备**　向新生儿母亲或家属解释操作的目的、内容,以取得配合。新生儿情绪平稳。
3. **用物准备**　血糖仪、血糖试纸、采血针、经皮胆红素测定仪、治疗盘、75%乙醇、手消毒液、棉签或棉球、血糖监测记录单、新生儿登记表、记录笔等(图3-3-10)。

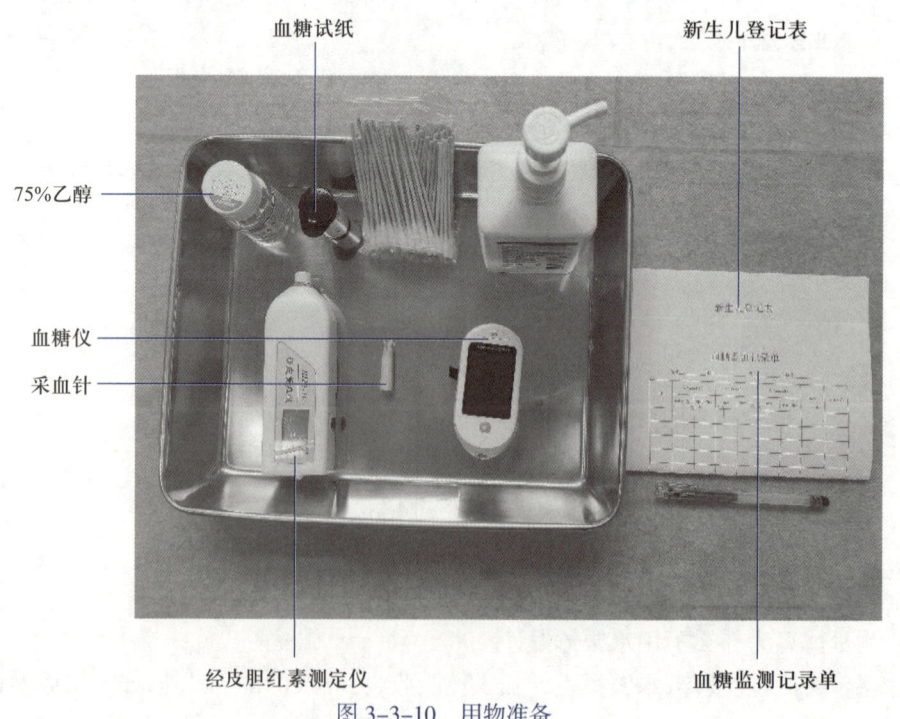

图 3-3-10　用物准备

4. **环境准备**　室内空气清洁,光线明亮,温、湿度适宜。

▶ **实施**

 新生儿血糖测量技术操作视频

 新生儿胆红素测量技术操作视频

操作步骤见表 3-3-3,表 3-3-4。

表 3-3-3 新生儿血糖测量操作步骤

操作流程	操作步骤	沟通与说明
核对解释	• 核对医嘱,查对新生儿腕带、脚环信息,向新生儿母亲或家属解释新生儿血糖测量的目的,取得配合	您好,我是护士小×,请问您叫什么名字?(我叫×××)让我核对您和宝宝的腕带信息,核对无误,现在我要给宝宝测血糖,目的是监测新生儿血糖水平,为临床治疗提供依据(好的)
操作前评估	• 评估新生儿一般状况、足跟部皮肤情况	我先看一下宝宝足跟皮肤情况,皮肤完好,无破损,我去准备用物,您稍等(好的)
再次核对安置体位	• 再次核对医嘱,查对新生儿腕带、脚环信息 • 新生儿取头高足低位	您是×××女士吧,我再核对一下您和宝宝的腕带信息。我现在要给宝宝测血糖了。请您抱着宝宝,使宝宝头高脚低位(好的)
血糖仪操作	• 核对试纸型号与仪器型号是否相符,打开血糖仪电源,插入试纸	
确定新生儿采血部位	• 暴露新生儿足部,沿新生儿外侧足踝前缘向足底外侧做垂直线,此线与足底外侧缘交界为采血点 • 操作者戴手套,按摩或热敷新生儿足跟部	我先帮宝宝按摩一下足跟部,有助于采血部位充血,便于采血(好的)
消毒	• 用棉签或棉球蘸 75% 乙醇消毒采血部位皮肤 2 遍,直径约 5 cm,待干(图 3-3-11) 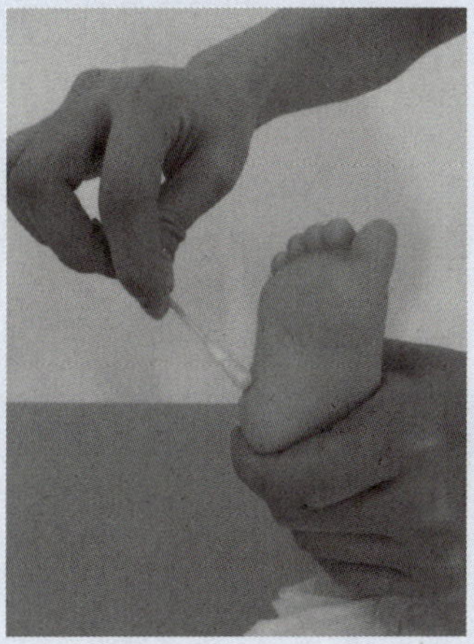	我现在给宝宝消毒一下穿刺部位,可能稍微有点凉(没关系)

图 3-3-11 消毒皮肤

续表

操作流程	操作步骤	沟通与说明
采集血样标本	• 左手轻轻固定新生儿足跟,绷紧采血部位皮肤,右手持一次性采血针迅速刺入足跟采血部位皮肤(图3-3-12) • 穿刺后使血液自然流出,用无菌棉签或棉球拭去第一滴血,从第二滴血开始收集 • 待血滴足够大满足采血量时,将血糖试纸进血端轻触血液,开始测试,测试过程中将血糖仪平放,勿晃动(图3-3-13)	我现在给宝宝穿刺采血,会有些疼痛,您可以让宝宝吸吮安抚奶嘴或者抚触宝宝,有助于减轻宝宝疼痛(好的)

图3-3-12 针刺　　图3-3-13 采血

操作流程	操作步骤	沟通与说明
压迫止血	• 同时迅速用无菌干棉签轻压穿刺部位,指导新生儿母亲或家属按压至不出血	请您用无菌棉签或棉球轻轻按压穿刺点1~2分钟,勿揉,直至不出血为止(好的)
读取并告知血糖数值	• 读取血糖数值后关闭血糖仪,并将结果告知新生儿母亲及家属	宝宝的血糖数值为×××,在正常范围内。大多数新生儿低血糖缺乏典型症状,有症状者可表现为嗜睡、喂养困难、呼吸暂停、面色苍白、口唇青紫、反应低下、低体温、哭声异常、颤抖、震颤,甚至惊厥等,出现上述异常情况时请及时呼叫医务人员,请问您还有其他需要吗?(没有了,谢谢)感谢您的配合,有事请您按呼叫器,我也会来巡视病房(好的)
整理记录	• 整理用物 • 洗手 • 记录采血时间、血糖数值等信息	

表3-3-4 新生儿胆红素测量操作步骤

操作流程	操作步骤	沟通与说明
核对解释	• 核对医嘱,查对新生儿腕带、脚环信息,向新生儿母亲或家属解释	您好,我是护士小×,请问您叫什么名字?(我叫×××)让我核对您和宝宝的腕带信息,核对无误。现在我要给宝宝测胆红素,目的是监测新生儿黄疸水平,预防胆红素脑病的发生(好的)
操作前评估	• 评估新生儿一般状况、出生日期	请问宝宝出生几天了?(2天)我先看一下宝宝皮肤情况,皮肤完好,无破损,我去准备用物,您稍等(好的)

操作流程	操作步骤	沟通与说明
再次核对安置体位	• 再次核对医嘱,查对新生儿腕带、脚环信息 • 新生儿取仰卧位	您是×××女士吧,我再核对一下您和宝宝的腕带信息。我现在要给宝宝测胆红素了。请您抱着宝宝,使宝宝头高脚低位(好的)
选择测量部位	• 选择新生儿前额或胸骨处作为测量部位(图3-3-14)	请您协助暴露宝宝前额和胸骨部位(好的)
	图 3-3-14　选择部位	
测量方法	• 将经皮胆红素测定仪的探头垂直对准测量点,确保探头与皮肤全面接触,然后向下按压探头(图3-3-15,图3-3-16)	
	图 3-3-15　测量前额　　　图 3-3-16　测量胸骨	
测量结果	• 屏幕显示的数值即为血清胆红素浓度值,单位为"mg/dl"或"mol/L"	
告知结果并做健康宣教	• 读取血清胆红素数值后关闭测定仪,并将结果告知新生儿母亲及家属	宝宝的血清胆红素数值为×××,在正常范围内。请您注意观察宝宝黄疸情况,如果皮肤黄染进展快、超过肘或膝关节、嗜睡、不愿吃奶、哭声尖直、面色暗黄、大便白色、持续时间延长(足月儿大于2周、早产儿>4周)、黄疸反复出现等情况,提示病理性黄疸,请及时到医院就诊,经皮胆红素测定反映的是血清总胆红素水平,可以动态监测新生儿黄疸情况,但无法替代标准生化法检测血清胆红素水平,不能作为判断临床治疗方法的标准。请问您还有其他需要吗?(没有了,谢谢)感谢您的配合,有事请您按呼叫器,我也会来巡视病房(好的)

续表

操作流程	操作步骤	沟通与说明
整理记录	• 整理用物 • 洗手 • 记录测定时间、血清胆红素数值等信息	

▸ 任务评价

 新生儿血糖、胆红素测量技术评价表

▸ 问题探究

1. 新生儿为何需要监测血糖？

答：新生儿离开母体后所处环境变化巨大，自身代谢系统发育还不完善，容易出现糖代谢紊乱，新生儿无症状性低血糖容易被忽视，长时间低血糖会引起新生儿神经系统不可逆性损伤，甚至导致颅内出血，密切监测血糖变化可及时发现异常并采取有效防治措施。

2. 新生儿低血糖的高危人群有哪些？

答：早产儿、低出生体重儿、糖尿病母亲的婴儿、巨大儿、小于胎龄儿、遗传代谢性疾病、围生期窒息等。

3. 新生儿为何出现黄疸？

测试题

答：新生儿出生后体内红细胞破坏增加，产生大量间接胆红素，自身转运胆红素的能力不足，肝内葡萄糖醛酸转移酶活性不足，故不能有效使间接胆红素全部结合成直接胆红素，同时胆红素排泄能力较差，从而导致高胆红素血症。

4. 生理性黄疸的特点是？

答：新生儿一般情况良好，足月新生儿在出生后 2~3 天出现黄疸，4~5 天达高峰，7~10 天消退，最迟不会超过 2 周；早产儿可延迟 3~4 周。每日血清胆红素升高 < 85 μmol/L 或每小时 < 5 mg/dl。

▸ 职业精神

 迎新使者，护佑生命之舟扬帆起航

任务四　新生儿足跟血采集技术

▸ 目的

筛查苯丙酮尿症、高胆红素血症、甲状腺功能低下等遗传代谢性疾病，以便早诊断、早治疗。

▸ 准备

1. **护士准备**　衣帽整洁，七步洗手法洗手，戴口罩和手套。

2. **新生儿准备**　新生儿出生 72 小时后，充分哺乳，足跟温暖。

3. **用物准备** 治疗盘、75%乙醇、手消毒液、棉签、采血针、棉球、采血卡片、血片晾置架、知情同意书、锐器盒、胶布、笔等(图 3-3-17)。

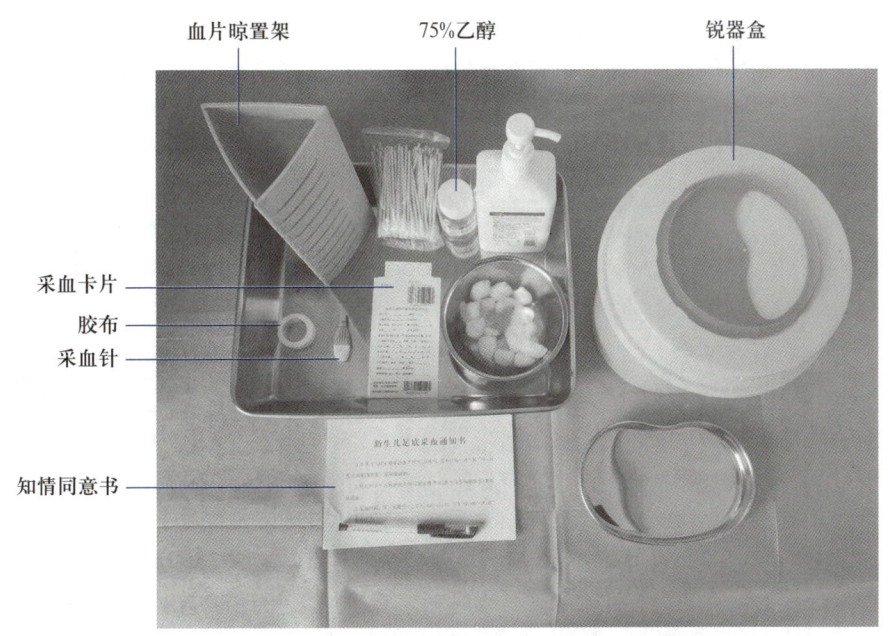

图 3-3-17 用物准备

4. **环境准备** 关闭门窗,室内空气清洁,光线明亮,室温 24~26℃。

▶ 实施

 新生儿足跟血采集技术操作视频

操作步骤见表 3-3-5。

表 3-3-5 新生儿足跟血采集操作步骤

操作流程	操作步骤	沟通与说明
核对解释	• 核对医嘱,查对新生儿腕带、脚环信息,向新生儿母亲或家属解释新生儿采集足跟血的目的,遵循知情同意原则,签署新生儿遗传代谢疾病筛查知情同意书	您好,我是护士小×,请问您叫什么名字?(我叫×××)让我核对您和宝宝的腕带信息,核对无误。宝宝出生几天了?(3天半)宝宝从出生到现在吃了多少次奶了?(十几次了)今天我们给宝宝采集足跟血,目的是筛查苯丙酮尿症、甲状腺功能低下、葡萄糖-6-磷酸脱氢酶缺乏症等先天性疾病,以便早期诊断和治疗(好的)
操作前评估	• 评估新生儿一般状况、足跟部皮肤情况	我先看一下宝宝足跟皮肤情况,皮肤完好,无破损,我去准备用物,您稍等(好的)
再次核对安置体位	• 再次核对医嘱,查对新生儿腕带、脚环信息	您是×××女士吧,我再核对一下您和宝宝的腕带信息。我现在要给宝宝采集足跟血了。请您抱着宝宝,使宝宝头高脚低位(好的)

模块三 新生儿护理技术

续表

操作流程	操作步骤	沟通与说明
确定新生儿采血部位	• 暴露新生儿足部,选择足跟内、外侧缘(距足跟部 0.6~0.7 cm)作为采血部位(图 3-3-18) • 操作者戴手套,按摩或热敷新生儿足跟部(图 3-3-19)	我先帮宝宝按摩一下足跟部,有助于采血部位充血,便于采血(好的)

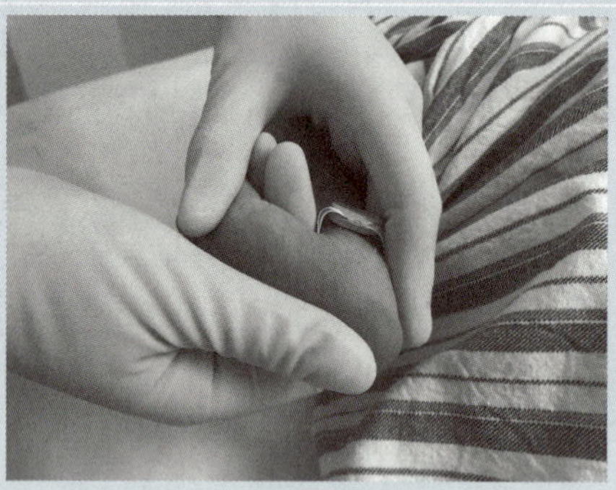

图 3-3-18　选择采血部位　　　　图 3-3-19　热敷足跟

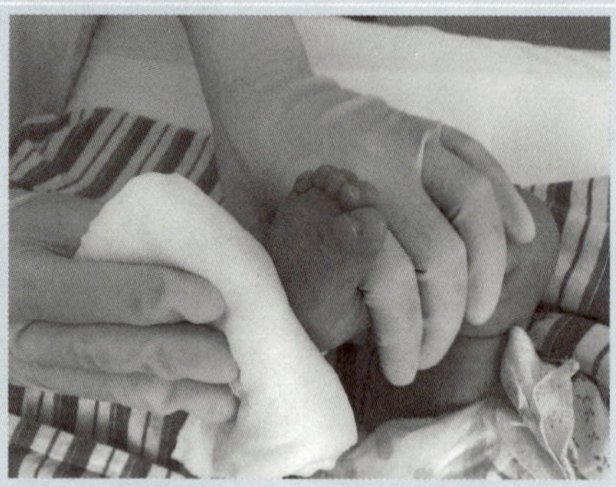

消毒	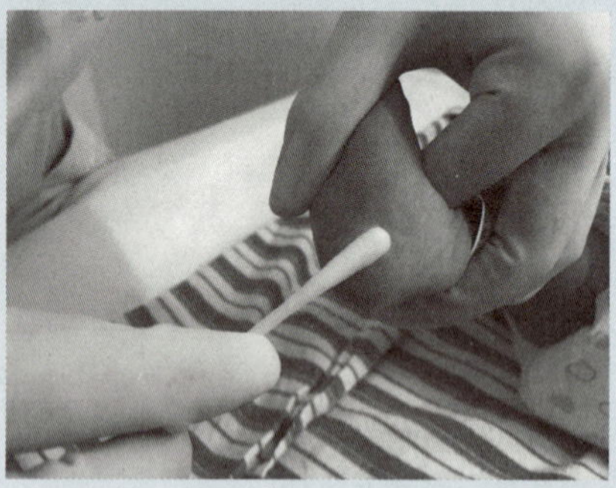 • 用棉签或棉球蘸 75% 乙醇消毒采血部位皮肤 2 遍,直径约 5 cm,待干(图 3-3-20)	我现在给宝宝消毒一下采血部位,可能稍微有点凉(没关系)

图 3-3-20　消毒采血部位

采集血样标本	• 左手轻轻固定新生儿足跟,绷紧采血部位皮肤,右手持一次性采血针垂直刺入足跟采血部位皮肤,刺入深度小于 3 mm(图 3-3-21) • 穿刺后使血液自然流出,用无菌棉签或棉球拭去第一滴血,从第二滴血开始收集 • 在距穿刺部位较大范围内间歇挤压、放松再挤压,待血滴足够大满足采血量时,将滤纸片轻轻接触血滴,勿触及足跟皮肤,使血液自然渗透至滤纸反面,确保滤纸正反面血斑一致(图 3-3-22) • 连续采集 3 个血斑,每个血斑直径 >8 mm	我现在给宝宝穿刺采血,会有些疼痛,您可以让宝宝吸吮安抚奶嘴或者抚触宝宝,有助于减轻宝宝疼痛(好的)

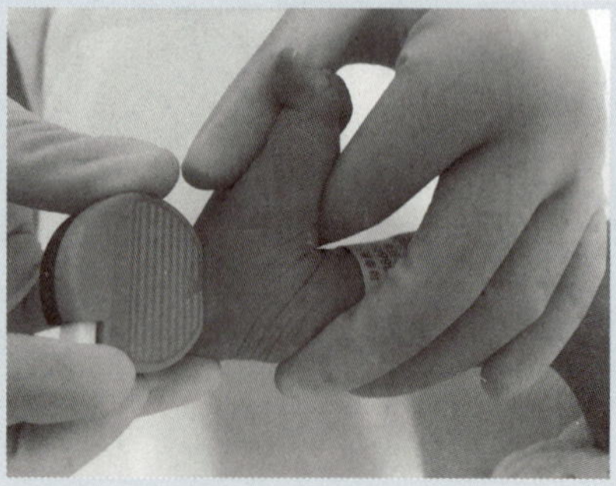

图 3-3-21　针刺采血　　　　图 3-3-22　留取标本

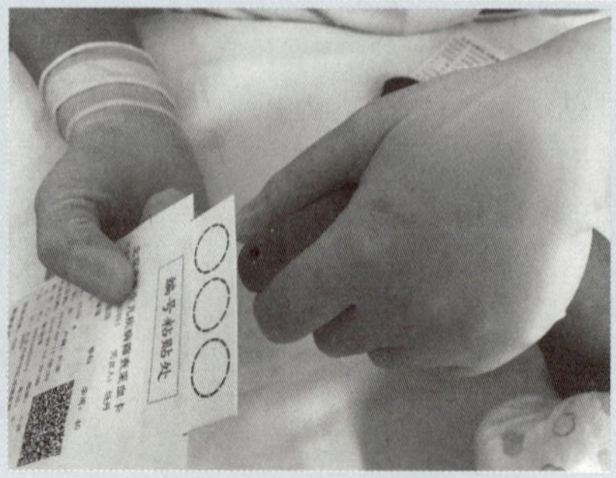

续表

操作流程	操作步骤	沟通与说明
压迫止血	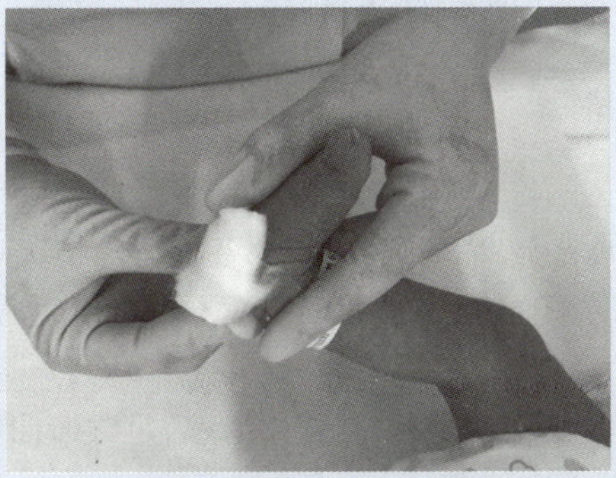 • 用无菌棉签或棉球轻压采血部位止血,勿揉搓（图 3-3-23）	请您用无菌棉签或棉球轻轻按压穿刺点 5~10 分钟,勿揉,直至不出血为止(好的)

图 3-3-23　固定棉球

| 采集后处理 | • 将血片悬空平置于阴凉处,自然晾干至深褐色（图 3-3-24）
• 避免阳光或紫外线照射、烘烤、挥发性化学物质等污染 | |

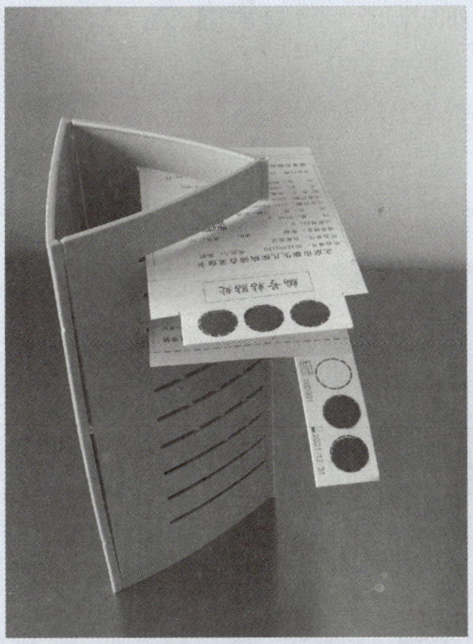

图 3-3-24　晾干

| 观察告知 | • 告知新生儿母亲或家属安抚哭闹的新生儿的方法
• 告知新生儿母亲或家属注意观察足跟穿刺部位皮肤情况,如有异常情况及时告知医护人员
• 向新生儿母亲或家属讲解检查结果查询时间和方法 | 现在已经采集完足跟血,采血过程中有些疼痛,您可以采取抚触、安慰奶嘴等方式安抚因疼痛而哭闹不止的新生儿。请您注意观察宝宝采血部位,如有出血、血肿等异常情况及时告知医护人员。穿刺部位 24 小时内避免接触水。一般 1 个月内出检查结果,您可以自助查询,如果筛查结果异常,医疗机构会给您打电话或发短信通知您,请您注意接听和查看信息,若您收到复查通知,表示可疑患病,需及时复查,以便早诊断、早治疗。请问您还有其他需要吗？（没有了,谢谢)感谢您的配合,有事请您按呼叫器,我也会来巡视病房(好的) |
| 整理记录 | • 整理用物,洗手,记录采血时间、采血人等采血信息 | |

▶ 任务评价

新生儿足跟血采集技术评价表

▶ 问题探究

1. 新生儿采集足跟血的时间是？
答：正常新生儿出生 72 小时后，并且充分哺乳至少 8 次。对于因各种特殊情况（早产儿、低体重儿、正在治疗疾病的新生儿、提前出院者等）而未及时采血者，采血时间一般不超过出生后的 20 日。
2. 哪些部位不能够进行足跟采血？
答：为防止损伤软骨、肌腱、神经等邻近组织，禁止在足弓、足跟中心、后足跟弯曲等部位采血。
3. 何为合格的滤纸干血片？
答：合格的滤纸干血片应至少 3 个血斑，每个血斑直径>8 mm；血滴自然渗透，滤纸正反面血斑一致；血斑无污染；血斑无渗血环。
4. 滤纸干血片如何保存？
答：将血片悬空平置于阴凉处，自然晾干至深褐色，后送检。避免阳光或紫外线照射、烘烤、挥发性化学物质等污染。将检查合格的滤纸干血片放入密封袋内，置于 2~8℃冰箱内保存。

测试题

▶ 职业精神

守初心，担使命

任务五　新生儿听力筛查技术

▶ 目的

早期筛查出新生儿听力障碍，早期诊断和早期干预，减少听力障碍对语言发育的影响。

▶ 准备

1. **护士准备**　经新生儿听力筛查培训并获得合格证书，衣帽整洁，七步洗手法洗手，戴口罩和手套。
2. **新生儿准备**　新生儿出生后 48~72 小时，安静状态。
3. **用物准备**　听力筛查仪器、棉签、记录单、笔、75% 乙醇、手消毒液、新生儿听力筛查知情同意书、新生儿听力筛查复查通知书、新生儿听力筛查补查通知书等（图 3-3-25）。
4. **环境准备**　关闭门窗，室内空气清洁，光线明亮，室温 24~26℃，环境噪声 ≤ 45 dB。

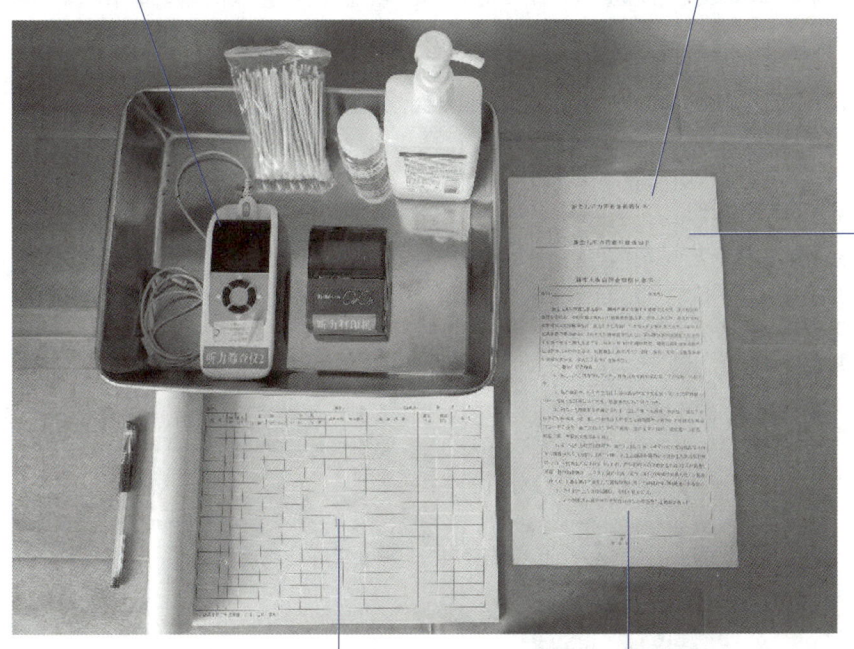

图 3-3-25 新生儿听力筛查物品准备

▶ **实施**

 新生儿听力筛查技术操作视频

操作步骤见表 3-3-6。

表 3-3-6 新生儿听力筛查操作步骤

操作流程	操作步骤	沟通与说明
核对解释	• 核对医嘱,查对新生儿腕带、脚环信息,向新生儿母亲或家属解释新生儿听力筛查的目的,遵循知情同意原则,签署新生儿听力筛查知情同意书	您好,我是护士小××,请问您叫什么名字?(我叫×××)让我核对您和宝宝的腕带信息,核对无误。宝宝出生几天了?(3天),宝宝吃奶后熟睡了吗?(是的),今天我们给宝宝进行新生儿听力筛查,目的是筛查新生儿是否存在听力障碍,以便早期诊断和早期干预,减少听力障碍对语言发育的影响(好的)
操作前评估	• 评估新生儿一般状况、外耳道情况	我先看一下宝宝双侧外耳道情况,新生儿双侧外耳道无羊水、积液、胎脂、胎粪等,婴儿处于自然睡眠状态或哺乳后的安静状态,婴儿的饥饿,哭闹、躁动均影响测试结果,我去准备用物,您稍等(好的)
再次核对安置体位	• 再次核对医嘱,查对新生儿腕带、脚环信息 • 新生儿采取平卧位或头高脚低位	您是×××女士吧,让我再核对一下您和宝宝的腕带信息。我现在要给宝宝进行新生儿听力筛查了。请您抱着宝宝,使宝宝头高脚低位,检查耳朝上(好的)

模块三 新生儿护理技术

续表

操作流程	操作步骤	沟通与说明
新生儿耳道准备	• 检查新生儿外耳道是否通畅。如果外耳道有羊水、积液、胎脂、胎粪等，需用消毒细柔棉签清洁外耳道，必要时可由耳科医生使用专门器械清理耳道，以消除耳道积液造成传音障碍的因素，降低假阳性率，清理过程中避免造成耳道或鼓膜损伤	经检查宝宝双侧外耳道通畅(好的)
耳塞准备与放置	• 根据新生儿耳道大小选择合适型号的耳塞 • 将新生儿耳郭向后下方轻轻牵拉，尽量使外耳道变直，将测试仪探头紧密地放入新生儿外耳道外 1/3 处，其尖端小孔应正对鼓膜	我现在根据宝宝耳道大小选择了合适的耳塞，现在需要将耳塞放入外耳道中(好的)
双耳分别进行测试	• 打开听力测试仪，开始测试，测试过程中应注意环境保持安静，一侧测试结束后取出探头，用 75% 乙醇消毒探头后放入对侧外耳道中，开始测试(图 3-3-26) • 测试结束后取出探头并消毒，关闭测试仪 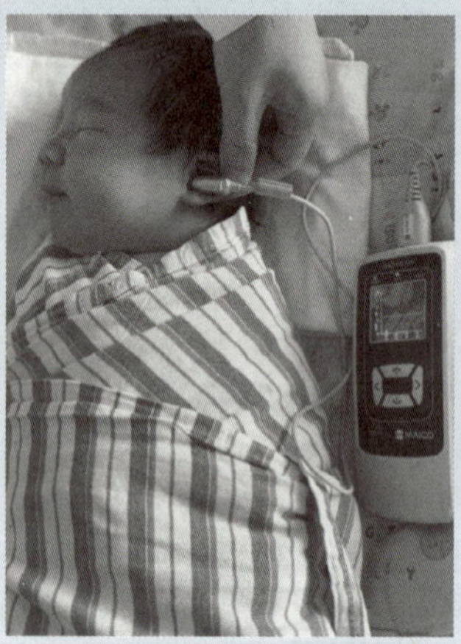	现在开始测试，请保持安静。现在请您协助宝宝暴露对侧耳朵(好的) 现在双耳已经测试完毕

图 3-3-26 听力筛查

恢复体位	• 协助家属安置新生儿舒适体位	我协助您帮宝宝安置舒适的体位(好的)
告知测试结果	• 告知新生儿母亲及家属新生儿听力筛查结果 • 听力筛查结果以"通过"或"未通过"两种方式来表示，不能标注"正常"或"不正常"	宝宝新生儿听力筛查结果为双耳均通过筛查(好的)
健康教育	• 告知新生儿母亲新生儿听力筛查不能作为诊断听力损伤的标准 • 本次通过新生儿听力筛查者说明此次筛查未发现异常，但仍存在迟发型听力损坏的可能，日常生活中需观察孩子的听觉和语言发育，发现异常需及时就诊排除 • 新生儿听力筛查未通过者提示存在听力损伤的可能，需要进一步复筛、诊断和定期随访	现在已经给宝宝做完新生儿听力筛查了，本次筛查结果为双侧耳朵通过筛查，这意味着宝宝在本次筛查中未发现异常，不能作为诊断听力损伤的标准，以后生活中还需要观察孩子的听觉和语言发育，出现异常时需及时就诊排除。(好的，谢谢您)请问您还有其他需要吗？(没有了)感谢您的配合，有事请您按呼叫器，我也会来巡视病房的(好的)
整理记录	• 整理用物，洗手，记录检查结果。	

▶ 任务评价

 新生儿听力筛查技术评价表

▶ 问题探究

1. 什么是新生儿听力筛查？

答：新生儿听力筛查是通过耳声发射、自动听力脑干反应和声阻抗等电生理学技术，在新生儿出生后自然睡眠或安静状态下进行客观、快速和无创检查，其目的是早期发现新生儿听力障碍，开展早期诊断和早期干预，尽量减少听力障碍对语言发育的影响，促进儿童健康发展。

2. 新生儿听力两阶段筛查是指什么？

答：新生儿在出生后48小时至出院之前完成新生儿听力初筛，未通过者及漏筛者需在42天内进行双耳复筛，复筛仍未通过者需在3个月内到指定的听力障碍诊治机构接受进一步诊断。

3. 新生儿听力损伤的高危因素有哪些？

答：新生儿重症监护病房住院超过5天者；有儿童期永久性听力障碍家族史者；母亲感染巨细胞病毒、风疹病毒、疱疹病毒、梅毒或弓形虫引起宫内感染者；耳郭畸形、耳道畸形等颅面形态畸形者；出生体重<1 500 g者；患高胆红素血症达到换血要求者；患病毒性或细菌性脑膜炎者；新生儿窒息者（Apgar评分1分钟0~4分或5分钟0~6分）；患早产儿呼吸窘迫综合征者；接受体外膜氧合治疗者；接受机械通气>48小时者；母亲孕期曾使用耳毒性药物、袢利尿剂或滥用药物与酒精者；患临床上存在或怀疑与听力障碍有关的综合征或遗传病者。

4. 操作过程中如何预防交叉感染？

答：操作者应注意个人卫生，在操作前洗净双手，在给皮肤感染的新生儿筛查后，应先洗手，再进行下一个新生儿听力筛查。在不同新生儿之间进行筛查时，需用75%乙醇棉球擦拭消毒探头的头部。坚持一人一耳塞原则，使用后将耳塞集中清洁并擦干水渍，消毒备用。定期用紫外线照射消毒仪器所有用品。患特殊感染疾病的新生儿待化验结果正常后再进行听力筛查，如梅毒感染。

 测试题

▶ 职业精神

 守护健康，共创小康

项目四
新生儿治疗护理技术

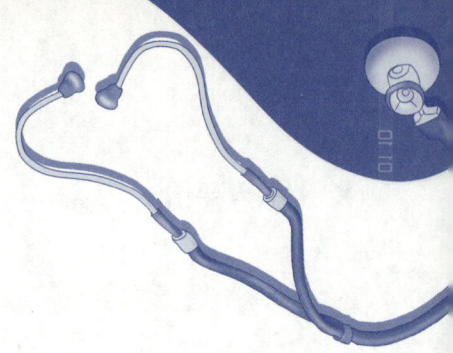

学习目标

知识目标： 1. 掌握新生儿疫苗接种技术注意事项。
      2. 掌握新生儿复苏的流程及注意事项。
技能目标： 1. 熟练掌握新生儿疫苗接种技术。
      2. 熟练掌握新生儿复苏配合技术。
素养目标： 1. 具有在"幼有所育"上持续精进的理念。
      2. 具有较强的人文关怀理念，对新生儿关怀备至。
      3. 具有良好的礼仪规范，行为举止符合礼仪要求。
      4. 具有良好的沟通能力，与新生儿家属沟通融洽。
      5. 具有良好的职业道德，谨言慎行，忠于职守。

任务一　新生儿疫苗接种技术

▶ 临床案例

任××，37岁，G_2P_1，停经40周，无妊娠期合并症、并发症。产妇于2023年10月8日17:31顺产一活男婴。

任××之子，于2023年10月8日17:31经阴道分娩出生，身长50 cm，体重3.5 kg，T 36.5℃。出生后羊水清，脐带、胎膜、胎盘未见明显异常。Apgar评分10-10-10分，出生反应可，哭声大，四肢活动可，肌力、肌张力可，原始反射可引出。

▶ 任务分析

1. 健康新生儿出生后12小时内，护士需为新生儿接种乙肝疫苗。
2. 健康新生儿出生后24小时内，护士需为新生儿接种卡介苗。

▶ 目的

1. 预防乙型肝炎病毒感染。
2. 预防结核分枝杆菌感染。

▶ **准备**

1. **护士准备** 衣帽整洁,七步洗手法洗手,戴口罩及无菌手套。
2. **新生儿准备** 识别新生儿身份信息,了解产妇是否为乙型肝炎病人或乙型肝炎病毒携带者,向新生儿母亲及家属解释接种乙肝疫苗和卡介苗的目的,取得其合作。
3. **用物准备** 治疗盘、75%乙醇、棉签、1 ml注射器、2 ml注射器、乙肝疫苗、疫苗接种卡、卡介苗、无菌棉球、知情同意书、锐器盒、弯盘、笔、手消毒液等(图3-4-1)。

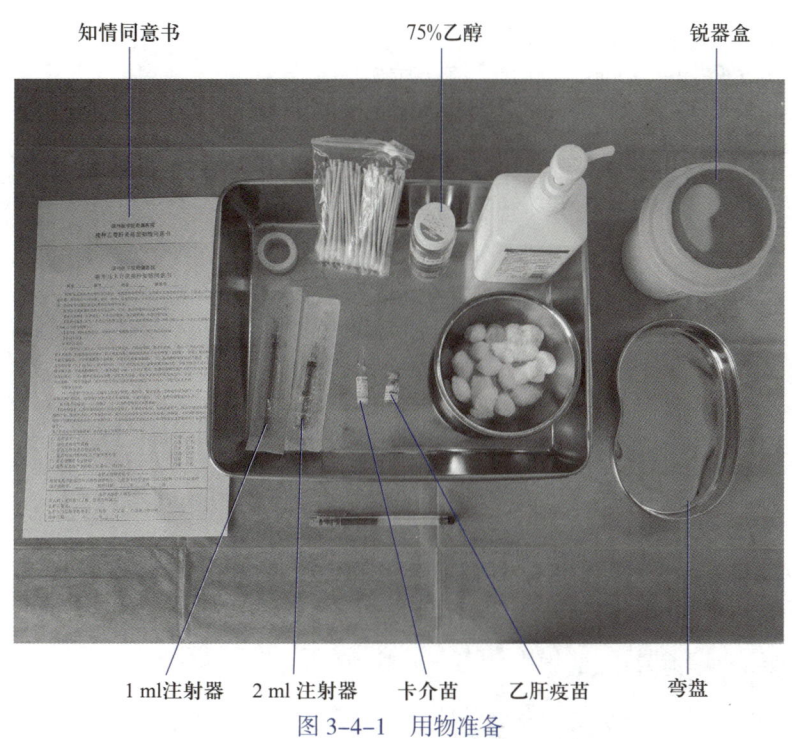

图 3-4-1 用物准备

4. **环境准备** 关闭门窗,室内空气清洁,光线明亮,室温24~26℃。

▶ **实施**

 新生儿疫苗接种技术操作视频

操作步骤见表3-4-1。

表 3-4-1 新生儿疫苗接种操作步骤

操作流程	操作步骤	沟通与说明
核对解释	• 核对医嘱,查对新生儿腕带、脚环信息,了解产妇是否为乙型肝炎病人或乙型肝炎病毒携带者,向新生儿母亲或家属解释接种乙肝疫苗和卡介苗的目的,遵循知情同意原则,签署知情同意书	您好,我是护士小×,请问您叫什么名字?(我叫×××)让我核对您和宝宝的腕带信息,核对无误。今天我们给宝宝注射乙肝疫苗和卡介苗,目的是预防结核分枝杆菌及乙型肝炎病毒感染(好的)

模块三 新生儿护理技术 177

续表

操作流程	操作步骤	沟通与说明
操作前评估	• 评估新生儿出生孕周和出生体重,有无接种禁忌证、一般状况、接种部位皮肤情况	宝宝出生时孕周多少?(39周)出生时体重多少?(3 kg)宝宝现在体温多少?(36.5℃)我先看一下宝宝足跟皮肤情况,皮肤完好,无湿疹,无破损,我去准备用物,您稍等(好的)
检查并抽吸药液	• 核对医嘱,检查注射器外观及质量,检查乙肝疫苗的名称、剂量、批号、有效期、生产单位及药液质量 • 摇匀后用注射器抽吸乙肝疫苗药液备用 • 检查卡介苗及其溶剂的名称、剂量、批号、有效期、生产单位及药液质量及用法,用溶剂稀释卡介苗,使其充分混合,用注射器抽吸卡介苗药液备用	
再次核对	• 再次核对医嘱,核对接种疫苗种类、剂量、有效期、用法 • 查对新生儿腕带、脚环信息	您是×××女士吧,我再核对一下您和宝宝的腕带信息。我现在要给宝宝注射疫苗了(好的)

Ⅰ. 乙肝疫苗接种

操作流程	操作步骤	沟通与说明
安置体位	• 注射乙肝疫苗时,新生儿取仰卧位或左侧卧位	请您让宝宝左侧卧位(好的)
确定新生儿接种部位并消毒	• 暴露新生儿右上臂外侧三角肌,用无菌棉签蘸75%乙醇消毒注射部位皮肤,直径≥5 cm,待干(图3-4-2) 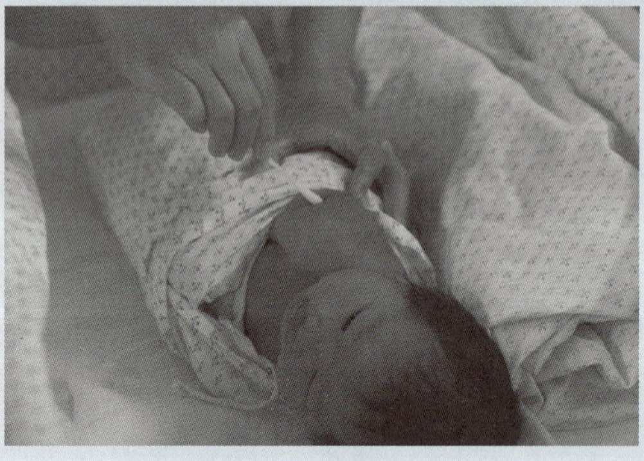	我现在给宝宝消毒一下注射部位,可能稍微有点凉(没关系)

图3-4-2 消毒皮肤

| 注射疫苗 | • 再次检查药液并排尽空气,左手轻轻绷紧穿刺部位皮肤,右手持注射器呈90°垂直快速进针,刺入针头的1/2~2/3,回抽无回血后注射药液(图3-4-3) 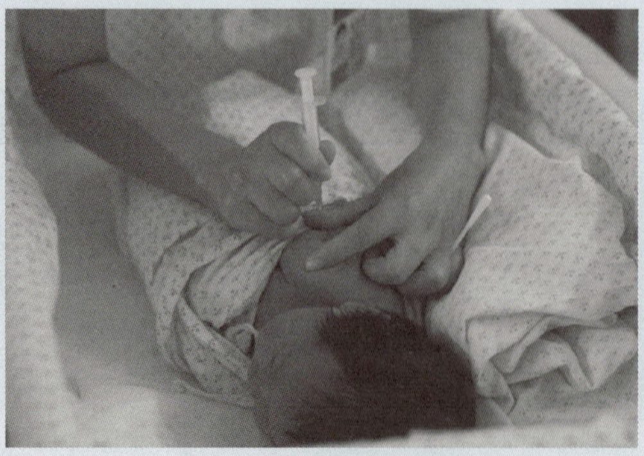 | 我现在给宝宝注射乙肝疫苗,针头刺入时,会有些疼痛,请您固定好宝宝右臂并安抚宝宝,避免宝宝肢体乱动影响疫苗接种过程(好的) |

图3-4-3 垂直进针

续表

操作流程	操作步骤	沟通与说明
压迫止血	• 注射完毕,用无菌干棉签或棉球轻压穿刺点,迅速拔针后按压 3~5 分钟,直至不出血为止 • 针头放入锐器盒,注射器放入医疗垃圾袋内	请您用无菌棉签或棉球轻轻按压穿刺点 3~5 分钟,勿揉,直至不出血为止(好的)
再次核对观察告知	• 再次核对医嘱,核对接种疫苗种类、剂量、有效期、用法。查对新生儿腕带、脚环信息 • 嘱家属观察 15~30 分钟,以防出现接种反应	×××女士,我已经给宝宝注射完乙肝疫苗,请您注意观察新生儿 15~30 分钟,如果出现异常反应请及时通知医务人员(好的) 第二针和第三针乙肝疫苗分别在新生儿出生 1 个月和 6 个月时到辖区接种单位完成后续剂次接种(好的)
整理记录	• 整理用物,洗手,填写新生儿接种卡,包括新生儿接种乙肝疫苗的时间、剂量、疫苗生产单位,疫苗批号、接种者等信息	
Ⅱ. 卡介苗接种		
安置体位	• 注射卡介苗时,新生儿取仰卧位或右侧卧位	请您让宝宝右侧卧位(好的)
确定新生儿接种部位并消毒	• 暴露新生儿左上臂外侧三角肌下缘皮肤,用无菌棉签蘸 75% 乙醇消毒注射部位皮肤 2 遍,直径≥5 cm,待干(图 3-4-4) 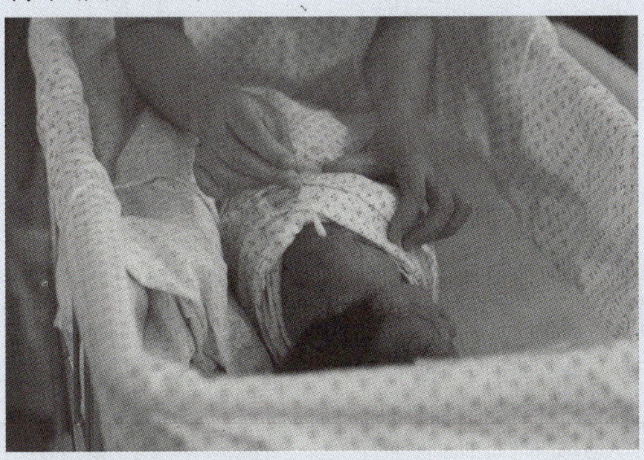	我现在给宝宝消毒一下注射部位,可能稍微有点凉(没关系)

图 3-4-4 消毒皮肤

注射卡介苗	• 再次检查药液并排尽空气。操作者左手轻轻绷紧左上臂外侧三角肌下缘皮肤,右手持注射器,针尖斜面向上,与皮肤呈 0°~5° 进针行皮内注射,针尖斜面全部进入皮内后,操作者左手固定针栓,右手推注 0.1 ml 药液,使注射部位形成一个直径 2~3 mm 圆形隆起的白色小皮丘(图 3-4-5) 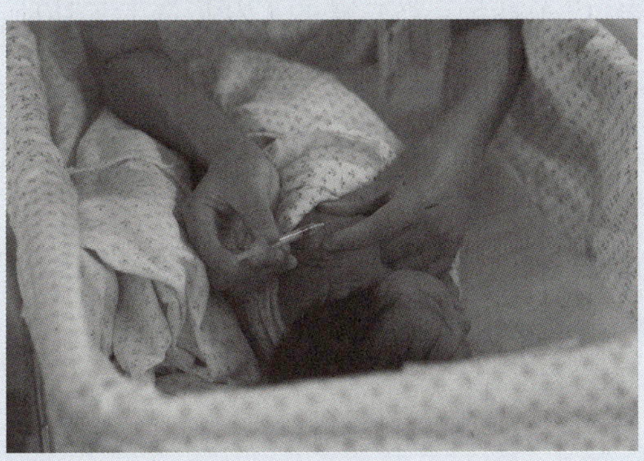	我现在给宝宝注射卡介苗,针头刺入皮肤时,会有些疼痛,请您固定好宝宝左臂并安抚宝宝,避免宝宝肢体乱动影响疫苗接种过程(好的)

图 3-4-5 进针

续表

操作流程	操作步骤	沟通与说明
再次核对观察告知	• 注射完毕,迅速拔出针头 • 针头放入锐器盒,注射器放入医疗垃圾袋内 • 再次核对医嘱,核对接种疫苗种类、剂量、有效期、用法 • 查对新生儿腕带、脚环信息 • 嘱家属勿按摩注射部位,观察15~30分钟,以防出现接种反应	×××女士,我已经给宝宝注射完卡介苗,请您勿按摩注射部位,接种部位当天不要用水洗,保持干燥,注意观察新生儿15~30分钟,如果出现异常反应请及时通知医务人员。新生儿接种卡介苗2~3周后,局部可出现红肿、小硬结、小脓包或溃疡,接种2~3个月后,结痂脱落留有永久性凹陷瘢痕。如果接种卡介苗后出现严重溃疡、局部淋巴结肿大等异常情况请及时就医。请问您还有其他需要吗?(没有了,谢谢)感谢您的配合,有事请您按呼叫器,我也会来巡视病房(好的)
整理记录	• 整理用物,洗手,填写新生儿接种卡,包括新生儿接种卡介苗的时间、剂量、疫苗生产单位,疫苗批号、接种者等信息	

▶ 任务评价

新生儿疫苗接种技术评价表

▶ 问题探究

1. 新生儿接种乙肝疫苗的剂量是多少?

答:① 重组(酵母)乙肝疫苗:乙肝病毒表面抗原(HBsAg)阳性或阴性产妇所生新生儿均接种10 μg的乙肝疫苗;② 重组[中国仓鼠卵巢(CHO)细胞]乙肝疫苗:HBsAg阴性产妇所生新生儿接种10 μg的乙肝疫苗,HBsAg阳性产妇所生新生儿接种20 μg的乙肝疫苗。

2. HBsAg阳性产妇所生新生儿如何接种疫苗?

答:HBsAg阳性产妇所生新生儿,可按医嘱肌内注射100 IU乙肝免疫球蛋白(HBIg),同时在不同(肢体)部位接种第1剂乙肝疫苗。乙肝疫苗、乙肝免疫球蛋白和卡介苗可在不同部位同时接种。

3. 新生儿什么情况下需暂缓接种卡介苗?

答:早产儿、低体重儿(体重<2 500 g)、发热、皮肤病、严重湿疹、慢性病的新生儿。

测试题

4. 卡介苗的补种原则是什么?

答:未接种卡介苗的小于3月龄儿童可直接补种;3月龄至3岁儿童对结核菌素纯蛋白衍生物或卡介菌蛋白衍生物试验阴性者,应予补种;大于等于4岁儿童不予补种;已接种卡介苗的儿童,即使卡痕未形成也不再予以补种。

▶ 职业精神

臻于技能,匠心暖护

任务二　新生儿窒息复苏技术

▶ 临床案例

李××,40岁,G_4P_2,停经 29^{+4} 周,产前因胎膜早破合并羊膜腔内感染,已用头孢唑林抗感染治疗5天,并用足疗程地塞米松促胎肺成熟。产妇于2023年10月8日17:31因"羊水过少、臀先露"剖宫产一活男婴。

李××之子,胎龄 29^{+4} 周,于2023年10月8日17:31因"羊水过少、臀先露"经剖宫产分娩出生,出生时脐带扭转30圈,胎盘不完整,羊水Ⅲ度,羊水过少,体重1.38kg,呼吸微弱,肤色苍白,无肌张力,听诊心率约70次/分。Apgar评分1分钟为2分。

▶ 任务分析

早产儿,极低出生体重儿,肤色苍白、呼吸微弱、无肌张力、呼吸窘迫综合征,情况危急,护士应立即准备配合医生进行新生儿窒息复苏。

▶ 目的

1. 帮助新生儿建立有效呼吸、循环。
2. 减少新生儿窒息引起的并发症。
3. 降低新生儿的病死率和伤残率。

▶ 准备

1. **医护人员准备**　有儿科医生参加的医护复苏团队,分工明确。
2. **用物准备**　新生儿复苏设备和药品齐全,且功能良好,处于备用状态(表3-4-2,图3-4-6)。

表3-4-2　复苏用物快速检查表

保暖	• 预热辐射台
	• 预热毛巾或毛毡
	• 温度传感器
	• 帽子
	• 塑料袋或保鲜膜(<32周)
	• 预热的床垫(<32周)
清理呼吸道	• 吸引球
	• 8号或10号吸痰管连接低压吸引器,压力80~100 mmHg
	• 胎粪吸引管

续表

听诊	• 听诊器
通气	• 氧流量 10 L/min
	• 给氧浓度调至 21%（如果是<35 周早产儿，氧浓度调到 21%~30%）
	• 正压通气复苏装置（复苏气囊、T-组合复苏器）
	• 足月和早产儿的面罩
	• 8 号胃管和大号空针
氧气装置	• 常压给氧的装置
	• 脉搏氧饱和度仪及传感器
	• 目标氧饱和度值表格
气管插管	• 喉镜 0 号、1 号镜片（00 号，可选）
	• 导管芯（铁丝）
	• 气管导管（2.5、3、3.5、4.0 号）
	• 卷尺
	• 气管插管插入深度表
	• 防水胶布、插管固定装置
	• 剪刀
	• 喉罩气道（1 号）、5 ml 注射器
药物	• 1:10 000（0.1 mg/ml）盐酸肾上腺素
	• 生理盐水
其他	• 脐静脉插管和给药所需物品（脐静脉穿刺包）
	• 心电监护仪和导联（可选）
	• 10 ml 注射器、1 ml 注射器

3. **环境准备** 室温 26~28℃，新生儿辐射台温度 32~34℃，相对湿度 50%~60%。

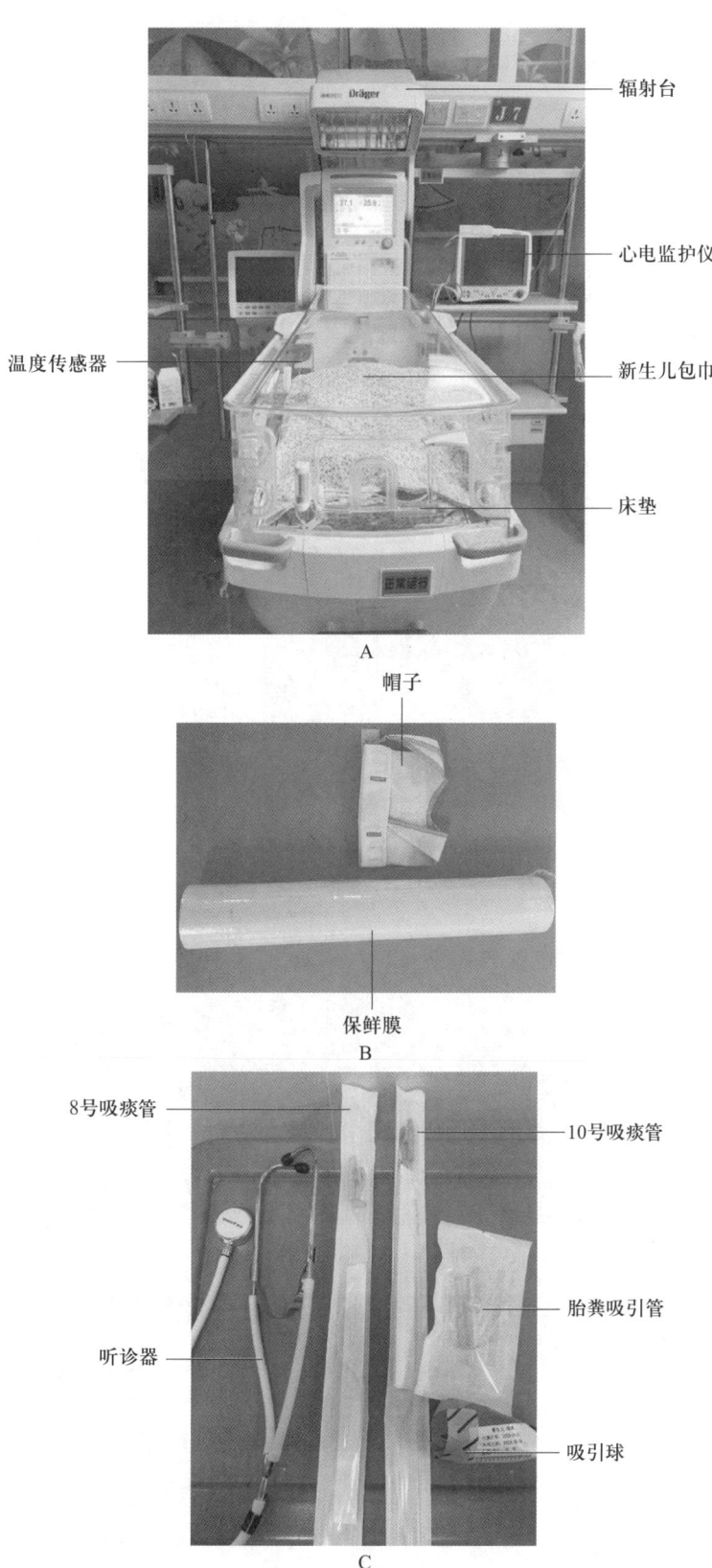

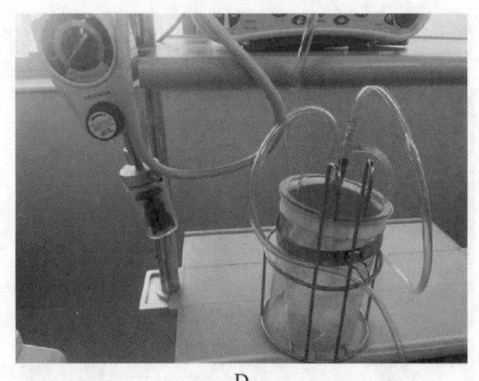

D

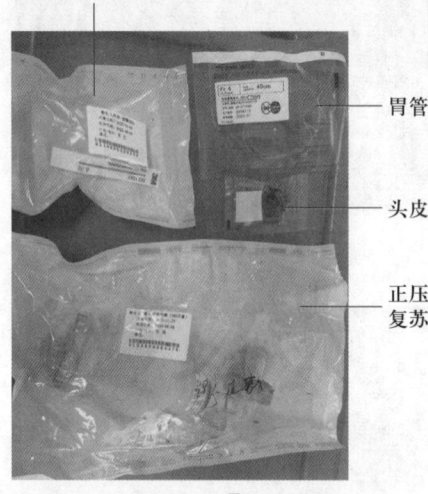

E

建议的报警设置范围		
生命体征	正常范围	报警界限
心率（HR）	120-160 次/分	上限 180，下限 100
呼吸（R）	40-60 次/分	上限 70-80，下限 20
血氧饱和度（SPO2）足月	90-100%	下限 89%
血氧饱和度（SPO2）早产	90%以上，吸氧 89-95%	吸氧：上限 96%，下限 88%
		无吸氧，下限 89%

F

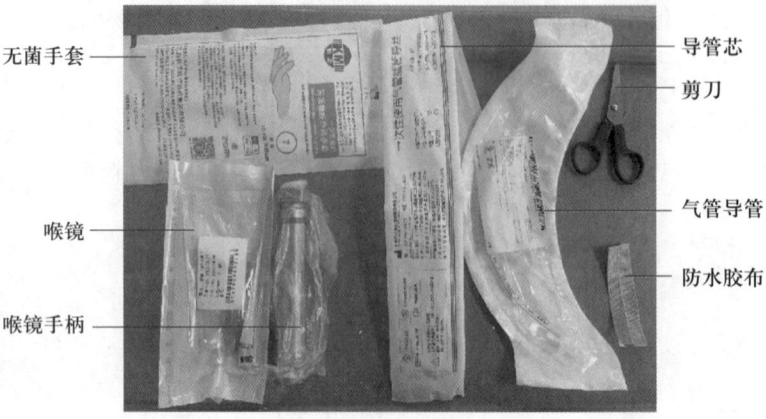

G

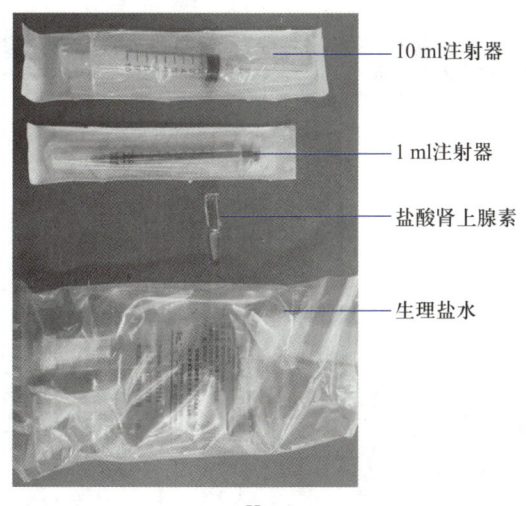

图 3-4-6 新生儿窒息复苏技术物品

A、B. 保暖装置；C、D. 清理呼吸道用物；E. 通气用物；F. 氧气装置用物；G. 气管插管用物；H. 其他用物

▶ 实施

 新生儿窒息复苏技术操作视频

操作步骤见表 3-4-3。

表 3-4-3 新生儿复苏技术操作步骤

操作流程	操作步骤	沟通与说明
快速评估并记录抢救时间	新生儿出生后首先进行快速评估，足月吗？羊水清吗？有呼吸或哭声吗？肌张力好吗？并确认抢救时间	评估时间为 5 秒，如有任何一项为"否"，需要立即开始初步复苏，并确认抢救时间
初步复苏	• 保暖：将新生儿放在提前预热好的新生儿辐射台上保暖 • 擦干全身：用温热干毛巾迅速擦干新生儿身上、头部的羊水、血迹，并将湿巾撤掉（图 3-4-7） • 安置体位：摆正体位（肩下垫高 2~3 cm），头部轻度仰伸呈"鼻吸气位"（图 3-4-8） • 清理气道：必要时吸口鼻黏液	注意：先吸口、后吸鼻。如需要吸引，时间应<10 秒，吸引器的负压不超过 100 mmHg（13.3 kPa） 注意：评估呼吸、心率、肤色，如有自主呼吸，心率>100 次/分钟，且肤色红润，则观察护理。如呼吸暂停或心率<100 次/分钟，且发绀，应配合医生进行正压通气

图 3-4-7 擦干全身　　图 3-4-8 鼻吸气位

模块三　新生儿护理技术

操作流程	操作步骤	沟通与说明
初步复苏	• 刺激新生儿：操作者用一只手轻柔地摩擦新生儿背部、躯体两侧或轻弹、轻拍足底（图3-4-9、图3-4-10） • 完成时间（30秒） • 评价呼吸、心率、皮肤颜色 图3-4-9　刺激背部　　　　图3-4-10　刺激足底	
正压通气	• 选择气囊，接上氧源，选择合适型号的面罩 • 站在新生儿的一侧或头侧，将新生儿头部摆正到"鼻吸气位" • 连接复苏气囊和面罩，安放合适的面罩，完全覆盖鼻、口和下颏的尖端，进行正压通气（图3-4-11） 图3-4-11　正压通气 • 按压频率40~60次/分钟 • 挤压和放松的每个动作时间为0.5秒 • 节律为1:2（按压:放松=1:2），压力为20~30 cmH₂O • 完成时间（30秒） • 评价心率	注意：正压通气应在出生1分钟内开始，开始正压通气后，首先观察胸廓是否起伏：如有起伏，继续正压通气30秒后评估心率；如无起伏，做矫正通气步骤
矫正通气	• 操作顺序 M 调整面罩：面颊和鼻梁部最易漏气 R 摆正体位：轻度仰伸位（鼻吸气位） 完成M和R后尝试通气，如仍无胸廓运动，进行下一步 S 吸引口鼻：稠厚分泌物阻塞，可吸引 O 打开口腔：微张口 完成S和O后再尝试通气，如胸廓仍无运动，进行下一步 P 增加压力：可每次增5~10 cmH₂O，直到胸廓运动 在完成P后尝试通气，如胸廓仍无运动，进行下一步 A 替代气道：完成5步仍无胸廓运动，应行气管插管或喉罩气道	注意：有效通气30秒后，评估心率>100次/分钟、皮肤红润，则进行复苏后护理。心率<60次/分钟，需连接集气袋，提高正压通气氧浓度至100%，配合医生进行胸外按压（或气管插管）

续表

操作流程	操作步骤	沟通与说明
胸外按压+正压通气	• 按压位置：胸骨的下 1/3，双乳头连线中点下方，避开剑突 • 按压深度：胸廓前后径的 1/3 • 按压频率：(配合通气) 为 120 次/分钟 (90 次按压+30 次正压通气)，每个动作 0.5 秒 • 按压节律：3∶1 • 按压方法：① 双指法：右手中指和示指两个指尖放在胸骨进行按压，左手掌面向上支撑其背部(图 3-4-12)；② 拇指法：双手合抱婴儿胸廓，拇指屈曲并拢，用指端或拇指叠压在一起置胸骨下 1/3 处，按压胸廓，将四指置于婴儿背部提供支撑，不要求触及对侧手指(图 3-4-13) • 完成时间：至少 45 秒 • 评价心率	注意：新生儿复苏时胸外按压和人工通气的比率为 3∶1，即 3 次快速按压后紧接 1 次通气 若心率>60 次/分钟，停止按压，继续正压通气；若心率<60 次/分钟，重新进行按压，并使用药物和气管插管
	图 3-4-12 双指法　　　图 3-4-13 拇指法	
气管插管(必要时)	• 选择合适型号的镜片 • 选择正确的气管导管 • 气管插管(由医生完成，护士配合)：摆好体位，操作者右手固定头部，左手握镜，喉镜叶片沿舌面滑入，将舌推向左侧，推进镜片顶端到达会厌软骨谷，轻轻上抬(向上向前)镜片，暴露声门，插入气管套管，右手将管固定于患儿上腭，左手小心退出喉镜 • 全部操作 20~30 秒内完成。	足月儿用 1 号，早产儿用 0 号
药物治疗	• 肾上腺素：心搏停止或心率持续<60 次/分钟，遵医嘱使用肾上腺素，静脉注射，1∶10 000 肾上腺素 0.1~0.3 ml/kg，必要时 3~5 分钟重复 1 次，气管内给药 0.5~1.0 ml/kg • 扩容剂：低血容量、怀疑失血或休克的新生儿在对其他措施无反应时，考虑使用生理盐水，首次剂量：10 ml/kg，速度：5~10 分钟 • 评价心率	
按压后	• 心率>60 次/分钟，停止按压，继续进行正压通气。有效通气 30 秒后评估 • 心率>100 次/分钟、肤色红润，停止正压通气，改常压吸氧	注意：复苏过程中随时评价新生儿的皮肤、呼吸、心率、肌张力、喉反射为确定进一步的抢救提供依据

模块三　新生儿护理技术

续表

操作流程	操作步骤	沟通与说明
整理记录	• 整理用物 • 洗手 • 记录复苏过程	注意:急救时能准确记录是高效团队的一项技能。准确地记录和其他复苏技能一样需要练习与准备

▶ **任务评价**

新生儿窒息复苏技术评价表

▶ **问题探究**

1. 如何评估心率?

答:(1) 开始评估心率用听诊器:沿胸部左侧听诊是检查新生儿心率的最准确的物理检查方法,计数新生儿的心率6秒,乘10即为每分钟的心率。

(2) 连接脉搏氧饱和度仪,用脉搏氧饱和度仪评估心率和氧饱和度。

(3) 如果新生儿心率很慢或循环很差,脉搏氧饱和度仪的功能会受影响。此时,心电图监护是可选的方法。

2. 何时进行正压通气?

答:(1) 呼吸暂停或喘息样呼吸。

(2) 心率<100次/分钟。

(3) 心率≥100次/分钟,有呼吸,但有呼吸困难或持续发绀。

(4) SpO_2 不能维持在目标值(表3-4-4)。

表3-4-4 不同时间目标氧饱和度值

时间	目标氧饱和度值
1分钟	60%~65%
2分钟	65%~70%
3分钟	70%~75%
4分钟	75%~80%
5分钟	80%~85%
10分钟	85%~95%

3. 何时进行气管插管?

测试题

答:(1) 羊水胎粪污染新生儿无活力时,需经气管导管吸引胎粪。

(2) 气囊面罩正压通气数分钟不能改善通气或气囊面罩正压人工通气无效者。

(3) 需做胸外按压前先行气管插管,有利于正压通气和胸外按压更好地配合。

(4) 脐静脉途径未建立前,需通过气管导管内给肾上腺素时。

▶ **职业精神**

紧密合作——筑起生命的防线

模块四

计划生育技术护理配合

▶▶▶ 模块导航

```
                              ┌── 人工流产负压吸引术的护理配合
                              │
计划生育技术护理配合 ──────────┼── 宫内节育器放置术的护理配合
                              │
                              └── 宫内节育器取出术的护理配合
```

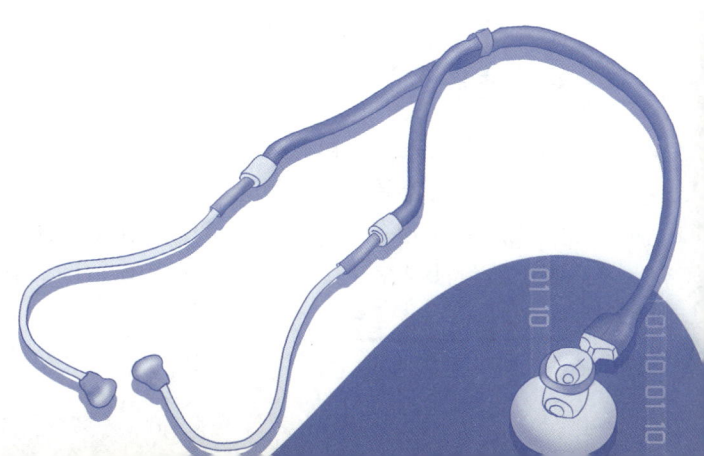

学习目标

知识目标： 1. 掌握人工流产适应证、禁忌证、并发症、副作用及防治。
     2. 熟记宫内节育器的种类。
     3. 熟记宫内节育器放置术、取出术、副作用、并发症及其护理。
技能目标： 1. 掌握人工流产术护理配合。
     2. 掌握宫内节育器放置术、取出术的护理要点。
素养目标： 1. 具有良好的礼仪规范，行为举止符合礼仪要求。
     2. 牢记使命，具有良好的职业道德，谨言慎行，忠于职守。
     3. 谦虚谨慎，具有良好的沟通能力，与病人沟通融洽。
     4. 致力于健康中国崇高事业的发展，具有较强的人文关怀理念，对病人关怀备至。

临床案例

张××，29岁，已婚。因停经56日要求终止妊娠来院就诊。尿妊娠实验阳性，B超检查于宫腔内探及妊娠囊12 mm×28 mm×33 mm，可见胚芽6 mm。病人平素月经规律，周期28~30日，经期3~5日，经量适中，无痛经史。G_2P_1，2年前足月自然分娩1女婴。既往体健，无生殖器炎症，无血栓性疾病。体格检查：体温36.8℃，血压110/70 mmHg，心率78次/分，呼吸20次/分。

检查无异常。此次终止妊娠后，张××选择宫内节育器避孕，放置过程顺利。因放置3天后出血量较多再次就诊，医生评估后予取出节育器。

任务分析

1. 病人要求终止妊娠，且妊娠超过49天，检查无异常，拟行人工流产术，护士需要进行手术配合。
2. 终止妊娠后，病人选择宫内节育器避孕，护士需要配合放置。
3. 病人因放置3天后出血量较多，再次就诊，医生评估后予取出节育器，护士需配合医生取出节育器。

任务一 人工流产负压吸引术的护理配合

▶ 目的

1. 避孕失败的补救方法。
2. 应用负压吸引的方法将宫内妊娠产物吸出，而达到终止妊娠的目的。

▶ 准备

1. **护士准备**　修剪指甲，七步洗手法洗手，戴口罩。
2. **病人准备**　排空膀胱。
3. **用物准备**　人工流产负压吸引术器械包、洞巾1块、无菌手套1副、纱布2块、棉球若干、负压电吸引器（备用状态）、0.5%的碘伏消毒液。（图4-0-1）

4. **环境准备**　门窗关闭,环境整洁,室温适宜,设置屏风或隔帘,做好隐私保护。

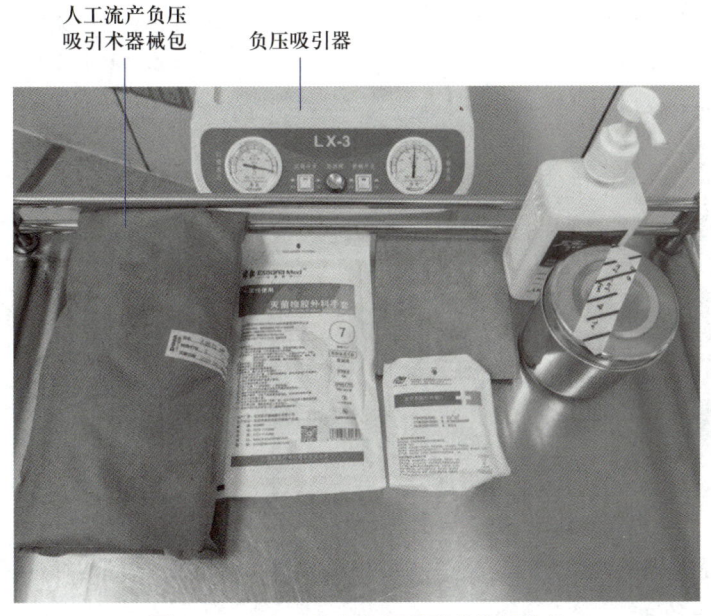

图 4-0-1　人工流产负压吸引术物品准备

▶ 实施

操作步骤见表 4-0-1。

表 4-0-1　人工流产负压吸引术护理配合的操作步骤

操作流程	操作步骤	沟通与说明
核对解释	• 核对床号、姓名,向病人或家属解释	您好,我是护士小×,请问您叫什么名字?(我叫×××)让我核对您的信息,您现在感觉怎么样?今天要给您做人工流产负压吸引术,不用紧张,我去准备用物,您稍等
再次核对,协助病人更衣	• 再次核对床号、姓名 • 协助病人更衣	您是×××吧,现在我给您做术前准备工作。请您先换上衣服好吗?(好的)
摆体位	• 取膀胱截石位,充分暴露外阴 • 臀下铺一次性垫巾	请您躺在检查床上,脚踩在踏板上;很好。现在我给您垫一张一次性护理垫巾,请您抬下屁股
操作前准备	• 调好照明灯光 • 连接负压装置,并调至 400~500 mmHg	
外阴消毒	• 消毒外阴:0.5% 的碘伏棉球消毒,顺序:尿道口、阴道口→左侧小阴唇→右侧小阴唇→左侧大阴唇→右侧大阴唇→阴阜→左侧腹股沟→右侧腹股沟→左侧大腿内上 1/3→右侧大腿内上 1/3→会阴体→左侧臀部→右侧臀部→肛门,消毒 3 遍	我现在给您消毒外阴,我尽量轻柔一些
洗手、戴手套	• 洗手 • 戴无菌手套	

模块四　计划生育技术护理配合

续表

操作流程	操作步骤	沟通与说明
铺巾	• 协助医生铺无菌洞巾 • 按顺序摆放手术器械(图4-0-2) 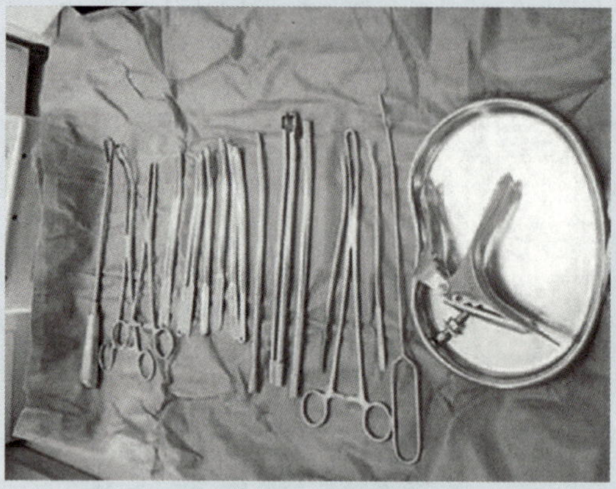 图4-0-2 手术器械	现在给您铺上无菌洞巾,请您配合一下,不要触碰无菌洞巾的上面部分
阴道、宫颈消毒	• 放置阴道窥器暴露宫颈 • 消毒阴道及宫颈 • 用棉签消毒宫颈管	现在给您消毒阴道及宫颈
协助医生探测宫腔及扩张宫颈	• 根据医生需求配合探测宫腔(图4-0-3)及扩张宫颈 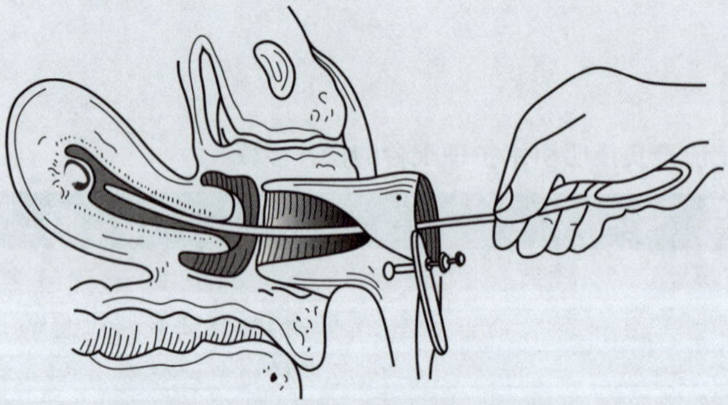 图4-0-3 探测宫腔	
协助医生吸管负压吸引	• 根据医生需求配合吸管负压吸引(图4-0-4) 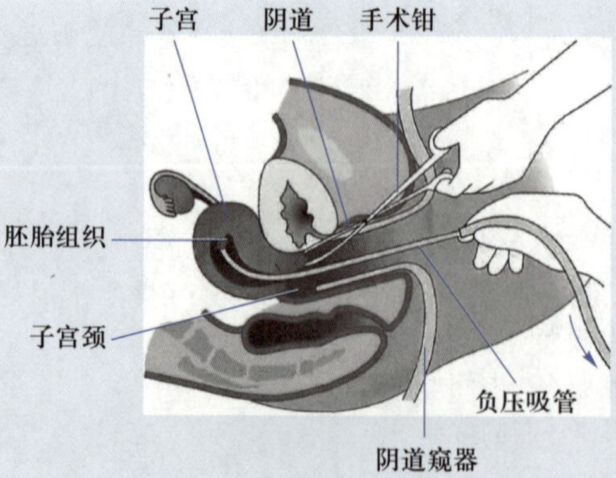 图4-0-4 负压吸引	术中严格无菌操作,密切观察病人生命体征及有无并发症,若有异常配合医生及时处理

操作流程	操作步骤	沟通与说明
检查吸出物	• 协助医生将全部吸刮物清洗,并用纱布过滤 • 仔细检查有无绒毛、胚胎组织或水泡状物,是否与孕周相符(图4-0-5) 图4-0-5 绒毛组织	
送观察室	• 协助病人穿好衣裤,并送观察室卧床休息1小时 • 观察阴道出血及腹痛情况	手术做完了,现在送您去观察室观察1小时,如果您有腹痛或阴道流血要及时告知我
术后宣教	• 向病人及家属交代术后注意事项	您手术做完了,术后休息3~4周,1个月内禁止性生活及盆浴,要保持外阴清洁。如果阴道流血过多、白带增多有臭味、腹痛、发热,需要随时来院就诊
整理记录	• 清理用物 • 记录	

▶ 任务评价

人工流产负压吸引术护理
配合的评价表

▶ 问题探究

1. 人工流产负压吸引术护理配合?

答:(1) 术前应详细询问停经时间、生育史及既往病史,测量体温、脉搏和血压,根据双合诊检查、尿人绒毛膜促性腺激素(HCG)检查和B超检查进一步明确早期宫内妊娠诊断,并进行血常规、出凝血时间以及白带常规等检查。协助医师严格核对手术适应证和禁忌证,签署知情同意书。

(2) 术前告知病人手术过程及可能出现的情况,解除其思想顾虑,取得更好的配合。

(3) 术中陪伴在受术者身边,指导其运用深呼吸减轻不适。

(4) 术后病人应在观察室卧床休息1小时,注意观察腹痛及阴道流血情况。

(5) 遵医嘱给予药物治疗。

(6) 嘱病人保持外阴清洁,1个月内禁止性生活及盆浴,预防感染。

(7) 吸宫术后休息3周,钳刮术后休息4周。若有腹痛及阴道流血增多,随时就诊。

(8) 积极实施"流产后关爱"服务,向病人和家属宣传避孕相关知识。

2. 人工流产综合征如何预防？

答：人工流产综合征是指部分病人在术中或手术刚结束时出现恶心呕吐、心动过缓、心律不齐、血压下降、面色苍白、头晕、胸闷、大汗淋漓，甚至出现昏厥和抽搐等迷走神经兴奋症状，也称人工流产综合反应或心脑综合征，发生率为12%~13%。多数人在手术停止后逐渐恢复。主要与子宫体及子宫颈受机械性刺激导致迷走神经兴奋、冠状动脉痉挛、心脏传导功能障碍等有关，也与病人精神紧张、不能耐受宫颈过度扩张、牵拉和过高负压有关。因此，术前应做好病人的心理护理，帮助其缓解紧张焦虑的情绪；扩张子宫颈时操作要轻柔，从小号宫颈扩张器开始逐渐加大号数，切忌用力过猛；吸宫时注意掌握适当负压，进出宫颈时关闭负压，吸净宫腔后不应反复吸刮宫壁；一旦出现人工流产综合征，应立即暂停手术。病人取平卧位，给予吸氧，监测生命体征，一般能自行恢复，严重者给予阿托品0.5~1 mg静脉注射。

测试题

3. 人工流产负压吸引术的适应证和禁忌证见表4-0-2。

表4-0-2 人工流产负压吸引适应证和禁忌证

适应证	禁忌证
妊娠10周内自愿要求终止妊娠且无禁忌证者	生殖器官急性炎症 各种急性传染病或慢性传染病急性发作期 严重的全身性疾病或全身状况不良而不能耐受手术者 术前相隔4小时2次体温均在37.5℃以上者

▶ **职业精神**

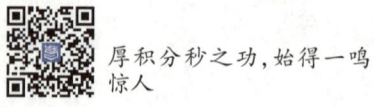
厚积分秒之功，始得一鸣惊人

任务二 宫内节育器放置术的护理配合

▶ **目的**

通过局部组织对避孕器的各种反应达到避孕效果。

▶ **准备**

1. **护士准备** 修剪指甲，七步洗手法洗手，戴口罩。
2. **病人准备** 术前排空膀胱。
3. **用物准备** 放取节育器械包1个、节育器1个、消毒用物、无菌手套（图4-0-6）。
4. **环境准备** 环境整洁，关闭门窗，调至室温至适宜温度，屏风遮挡。

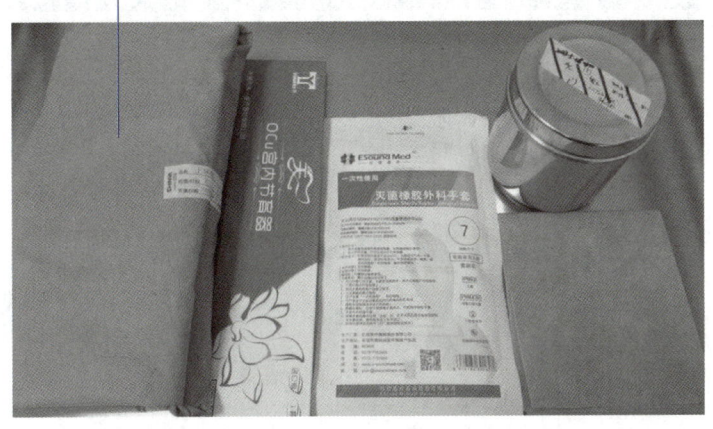

图 4-0-6　宫内节育器放置术物品准备

（放取环节育器械包）

▶ 实施

操作步骤见表 4-0-3。

表 4-0-3　宫内节育器放置术护理配合的操作步骤

操作流程	操作步骤	沟通与说明
核对解释	• 核对床号、姓名,向病人或家属解释	您好,我是护士小×,请问您叫什么名字?（我叫×××）让我核对您的信息,您现在感觉怎么样?今天要给您放置宫内节育器,会根据宫腔大小选择合适宫内节育器,我去准备用物,您稍等
再次核对,协助病人更衣	• 再次核对 • 协助病人更衣	您是×××女士吧,现在我给您做宫内节育放置术的术前准备工作。我们先换上方便手术操作的衣服可以吗?（可以）
摆体位	• 取膀胱截石位 • 充分暴露外阴 • 臀下铺一次性垫巾	请您躺在检查床上,脚踩在踏板上;很好,现在我给您垫一张一次性护理垫巾,请您抬一下屁股
调灯	• 调好照明灯光	
外阴消毒	• 消毒外阴:0.5%的碘伏棉球消毒,顺序:尿道口、阴道口→左侧小阴唇→右侧小阴唇→左侧大阴唇→右侧大阴唇→阴阜→左侧腹股沟→右侧腹股沟→左侧大腿内上1/3→右侧大腿内上1/3→会阴体→左侧臀部→右侧臀部→肛门,消毒3遍	我现在给您外阴消毒,我尽量轻柔一些
洗手戴手套	• 洗手 • 戴无菌手套	
铺巾	• 协助医生铺无菌洞巾 • 按顺序摆放手术器械	现在给您铺上无菌洞巾,请您配合一下,不要触碰无菌洞巾的上面部分
阴道、宫颈消毒	• 放置阴道窥器暴露宫颈 • 用0.5%碘伏棉球消毒阴道、宫颈 • 用棉签消毒宫颈管	现在给您消毒阴道及宫颈

续表

操作流程	操作步骤	沟通与说明
协助医生放置宫内节育器	• 协助及配合医生放置宫内节育器	
术后宣教	• 协助病人穿好衣裤,扶病人卧床休息 • 向病人及家属交代术后注意事项	您的手术做完了,但是回家之后要休息3日,避免重体力劳动1周;术后2周内忌性生活及盆浴,保持外阴清洁;术后第3、6、12个月各复查一次,以后每年复查一次,直到取出为止。由于刚做完手术有少量阴道流血或者下腹不舒服是正常的,但是如果发热、阴道流血多或下腹疼痛就随时回来复诊
整理记录	• 整理用物 • 记录	

▶ 任务评价

宫内节育器放置术护理配合的评价表

▶ 问题探究

1. 宫内节育器放置术的适应证和禁忌证及手术时间。

答:(1) 适应证包括凡生育期妇女无禁忌证、要求放置宫内节育器者。

(2) 禁忌证包括① 妊娠或可疑妊娠;② 生殖道急性炎症;③ 人工流产/引产,出血多或有潜在感染可能;④ 生殖器肿瘤或生殖器官畸形;⑤ 宫腔<5.5 cm 或宫腔>9.0 cm;⑥ 严重的全身性疾病;⑦ 子宫颈内口过松、重度陈旧性子宫颈裂伤或子宫脱垂;⑧ 近3个月内有月经失调、阴道不规则流血;⑨ 有铜过敏史。

(3) 放置手术时间:① 月经干净3~7日无性交;② 人口流产手术结束后,宫腔深度<10 cm;③ 产后42天恶露干净,会阴伤口愈合,子宫恢复正常;④ 剖宫产后半年放置(排除早孕);⑤ 含孕激素IUD在月经第3天放置;⑥ 哺乳期放置应先排除早孕;⑦ 自然流产于转经后放置,药物流产2次正常月经后放置;⑧ 性交后5天内放置为紧急避孕方法之一。

2. 宫内节育器种类有哪些?

答:(1) 惰性宫内节育器(第一代IUD):由惰性材料如金属,硅胶,塑料等制成。我国既往常用的金属单环,由于脱落率及带器妊娠率高,20世纪90年代后已停止使用。

(2) 活性宫内节育器(第二代IUD):内含有活性物质如铜或锌等金属,激素及药物等,这些物质能提高避孕效果,减少副作用。分为含铜宫内节育器和含药宫内节育器两大类。

1) 含铜宫内节育器:是目前我国应用最广泛的宫内节育器。在子宫内持续释放具有生物活性、有较强抗生育能力的铜离子。从形态上分为T形、V形、宫形等多种形态。不同形态的宫内节育器,根据含铜的表面积,分为含不同表面积的宫内节育器。含铜宫内节育器的避孕效果与含铜表面积成正比。临床副作用主要表现为点滴出血。避孕有效率均在90%以上。

测试题

2) 含药宫内节育器:将药物储存于节育器内,通过每日微量释放提高避孕效果,降低副作用。目前我国临床主要应用含孕激素宫内节育器和含吲哚美辛宫内节育器。

3. 如何进行宫内节育器放置术后的健康指导?

答:(1) 术后休息 3 日,避免重体力劳动 1 周。

(2) 术后 2 周内禁止性生活及盆浴,保持外阴清洁。

(3) 术后 3 个月每次行经或排便时注意有无 IUD 脱落。

(4) 放置 IUD 后第 3、6、12 个月各随访 1 次,以后每年随访 1 次。随访内容包括主诉、妇科检查 IUD 尾丝及采用 B 超检查 IUD 位置。

(5) 术后可能有少量阴道出血及下腹不适,若发热、下腹痛及阴道流血量多时,应随时就诊。

▶ 职业精神

臻于技能,匠心暖护

任务三 宫内节育器取出术的护理配合

▶ 目的

不再需要避孕或拟改其他避孕或绝育。

▶ 准备

1. **护士准备** 修剪指甲,七步洗手法洗手,戴口罩。
2. **病人准备** 排空膀胱。
3. **用物准备** 放取节育器械包、消毒用物(图 4-0-7)。

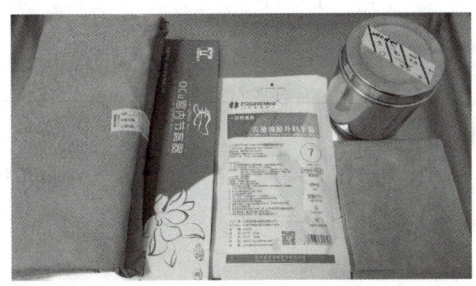

图 4-0-7 物品准备

4. **环境准备** 关闭门窗,室温适宜,环境整洁,设置屏风或隔帘,做好隐私保护。

▶ 实施

操作步骤见表 4-0-4。

表 4-0-4 宫内节育器取出术的护理配合操作步骤

操作流程	操作步骤	沟通与说明
核对解释	• 核对床号、姓名,向病人或家属解释	您好,我是护士小 ×,请问您叫什么名字?(我叫 ×××)让我核对您的信息,您现在感觉怎么样?今天要给您取出宫内节育器,我去准备用物,您稍等

续表

操作流程	操作步骤	沟通与说明
再次核对,协助更衣	• 再次核对床号、姓名 • 协助病人更衣	您是×××女士吧,现在我给您做宫内节育取出术的术前准备工作。您这样躺着舒服吗?(可以)
摆体位	• 取膀胱截石位 • 充分暴露外阴 • 臀下铺一次性垫巾	请您躺在检查床上,脚踩在踏板上;很好,现在我给您垫一张一次性护理垫单,请您抬一下屁股
调灯	• 调好照明灯光	
外阴消毒	• 消毒外阴:0.5%的碘伏棉球消毒,顺序是尿道口、阴道口→左侧小阴唇→右侧小阴唇→左侧大阴唇→右侧大阴唇→阴阜→左侧腹股沟→右侧腹股沟→左侧大腿内上1/3→右侧大腿内上1/3→会阴体→左侧臀部→右侧臀部→肛门,消毒3遍	我现在给您消毒外阴,我尽量轻柔一些
洗手、戴手套	• 洗手 • 戴无菌手套	
铺巾	• 协助医生铺无菌洞巾 • 按顺序摆放手术器械	现在给您铺上无菌洞巾,请您配合一下,不要触碰无菌洞巾的上面部分
阴道、宫颈消毒	• 放置阴道窥器暴露宫颈 • 消毒阴道及宫颈 • 用棉签消毒宫颈管	现在给您消毒阴道及子宫颈
协助医生探测宫腔	• 协助医生用探针探查宫腔 • 了解宫腔情况及节育器位置	
协助医生取出宫内节育器	• 根据医生需求配合取出宫内节育器	
术后宣教	• 术后协助病人穿好衣裤,扶病人卧床休息 • 向病人及家属宣教术后注意事项	您术后注意休息1~2日,1周内避免重体力劳动,2周内禁止性生活及盆浴,保持外阴清洁。如果出现腹痛、发热,多量阴道出血或分泌物有异味时,请及时来院就诊。并且术后应选择其他避孕措施
整理记录	• 整理用物 • 记录	

▶ 任务评价

宫内节育器取出术的护理配合评价表

▶ 问题探究

1. 宫内节育器取出术术后健康宣教有哪些内容?

答:宫内节育器取出术术后休息1~2日,术后2周内禁止性生活和盆浴,并保持外阴清洁。对不愿再生育的孕龄妇女进行避孕指导,继续落实其他避孕措施。

2. 宫内节育器取出术的适应证有哪些?

答:① 计划再生育者或已无性生活不再需避孕者;② 放置期限已满需更换者;③ 拟改用其他避孕措施或绝育者;④ 因副作用治疗无效或出现并发症者;⑤ 绝经过渡期停经半年后或月经紊乱者;⑥ 带器妊娠者。

测试题

▶ **职业精神**

坚守白衣初心

参考文献

[1] 王爱平,丁炎明.全国临床护理"三基"训练指南[M].北京:人民卫生出版社,2021.
[2] 冯素文.妇科护理专科实践[M].北京:人民卫生出版社,2019.
[3] 谢幸,孔北华,段涛.妇产科学[M].9版.北京:人民卫生出版社,2018.
[4] 安力斌,陆虹.妇产科护理学[M].6版.北京:人民卫生出版社,2017.
[5] 丁淑贞,戴红.妇产科护理学:高级护师进阶[M].北京:中国协和医科大学出版社,2022.
[6] 徐丛剑,华克勤.实用妇产科学[M].4版.北京:人民卫生出版社,2018.
[7] 李冰.图解实用妇产科临床护理[M].北京:化学工业出版社,2018.
[8] 贾彦彩,刘颖.70项护理操作技术图解与评分标准[M].北京:中国医药科技出版社,2017.
[9] 何仲,吴丽萍.妇产科护理学[M].北京:中国协和医科大学出版社,2014.
[10] 耿力,雷蕴.妇产科护理实训指导[M].北京:人民卫生出版社,2015.
[11] 杨慧霞,狄文,朱兰.妇产科学.2版.北京:人民卫生出版社,2021.
[12] 朱兰,郎景和.女性盆底学.2版.北京:人民卫生出版社,2014.
[13] 马乐,朱兰.妇科泌尿学[M].北京:科学出版社,2009.
[14] 佩特罗斯.女性骨盆底:基于整体理论的功能,功能障碍及治疗[M].罗来敏译.上海:上海交通大学出版社,2007.
[15] 琼·扬格·米克,温妮·语.美国儿科学会母乳喂养指南[M].魏伊慧译.2版.北京:北京科学技术出版社,2017.
[16] 朱迪思·劳韦斯,安娜·斯威舍.泌乳顾问执业指南:为哺乳母亲提供咨询[M].懿英教育译.6版.上海:上海世界图书出版公司,2020.
[17] Karen Wanbach,Becky Spencer.母乳喂养与人类泌乳学[M].高雪莲,孙瑜,张美华译.6版.北京:人民卫生出版社,2021.
[18] 任钰雯 高海凤.母乳喂养理论与实践[M].北京:人民卫生出版社,2018.
[19] 徐小萍,刘佳,杨阳.妇产科护理实训指导[M].北京:中国协和医科大学出版社,2019.
[20] 王立新,孙婷婷,薄海欣.妇产科护理技能实训[M].北京:科学出版社,2014.
[21] 夏海鸥.妇产科护理学[M].4版.北京:人民卫生出版社,2019.
[22] 金庆跃.助产综合实训[M].2版.北京:人民卫生出版社,2018.
[23] 金庆跃,许红.妇产科护理技术实训[M].北京:人民军医出版社,2012.
[24] 姜梅,庞汝彦.助产士规范化培训教材[M].北京:人民卫生出版社,2017.

郑重声明

高等教育出版社依法对本书享有专有出版权。任何未经许可的复制、销售行为均违反《中华人民共和国著作权法》,其行为人将承担相应的民事责任和行政责任;构成犯罪的,将被依法追究刑事责任。为了维护市场秩序,保护读者的合法权益,避免读者误用盗版书造成不良后果,我社将配合行政执法部门和司法机关对违法犯罪的单位和个人进行严厉打击。社会各界人士如发现上述侵权行为,希望及时举报,我社将奖励举报有功人员。

反盗版举报电话　　(010) 58581999　58582371
反盗版举报邮箱　　dd@hep.com.cn
通信地址　　北京市西城区德外大街 4 号　高等教育出版社法律事务部
邮政编码　　100120

读者意见反馈

为收集对教材的意见建议,进一步完善教材编写并做好服务工作,读者可将对本教材的意见建议通过如下渠道反馈至我社。

咨询电话　　400-810-0598
反馈邮箱　　gjdzfwb@pub.hep.cn
通信地址　　北京市朝阳区惠新东街 4 号富盛大厦 1 座
　　　　　　高等教育出版社总编辑办公室
邮政编码　　100029

责任编辑:陈鹏凯

高等教育出版社　高等职业教育出版事业部　综合分社
地　　址:北京市朝阳区惠新东街4号富盛大厦1座19层
邮　　编:100029
E-mail: chenpk@hep.com.cn
高教社高职医药卫生教师QQ群: 191320409
(申请配套教学课件请联系责任编辑)